河南省高等学校人文社科重点基地"健康与社会研究中心"资助出版

博弈论视域下卫生政策分析方法与应用

李晓斌　著

东北大学出版社
·沈　阳·

图书在版编目（CIP）数据

博弈论视域下卫生政策分析方法与应用 / 李晓斌著
. — 沈阳：东北大学出版社，2020.11
ISBN 978-7-5517-2576-7

Ⅰ. ①博…　Ⅱ. ①李…　Ⅲ. ①博弈论－应用－卫生工
作－方针政策－研究－中国　Ⅳ. ①R-012

中国版本图书馆 CIP 数据核字（2020）第 234618 号

内容简介

　　本书介绍博弈论的基本原理、方法和及其卫生政策分析中的应用，主要内容
包括：卫生政策分析概述、博弈论概述、完全信息静态博弈、完全信息动态博弈、
不完全信息静态博弈、不完全信息动态博弈、博弈论在卫生政策分析中的应用。

　　本书可作为医学院校学生学习博弈论课程的教科书或参考书，也可供一些对
卫生政策感兴趣的读者了解或借鉴参考。

出 版 者：东北大学出版社
　　　　　地址：沈阳市和平区文化路三号巷 11 号
　　　　　邮编：110819
　　　　　电话：024－83683655（总编室）　83687331（营销部）
　　　　　传真：024－83687332（总编室）　83680180（营销部）
　　　　　网址：http://www.neupress.com
　　　　　E-mail: neuph@neupress.com
印 刷 者：沈阳市第二市政建设工程公司印刷厂
发 行 者：东北大学出版社
幅面尺寸：170mm×240mm
印　　张：8.25
字　　数：159 千字
出版时间：2020 年 11 月第 1 版
印刷时间：2020 年 11 月第 1 次印刷
组稿编辑：潘佳宁
责任编辑：郎　坤
责任校对：图　图
封面设计：潘正一
责任出版：唐敏志

ISBN　978-7-5517-2576-7　　　　　　　　定　价：48.00 元

前　言

　　目前博弈论的教学、研究和应用受到越来越多的重视，但是现有的博弈论教材与参考书普遍适用于市场经济和工商管理领域，对于卫生管理和卫生政策的研究与实践却并不完全适合。尽管在这方面相关的研究文献较多，但是都较为分散和不系统，医学院校学生学习"博弈论"时，缺少相应的教材和参考书。本书试图系统地介绍博弈论的基本原理、方法及其在卫生政策分析中的应用，为博弈论在医疗卫生领域的普及和发展起到抛砖引玉的作用。

　　本书主要分为博弈论基本理论方法和实证应用两大部分，在基本理论方法部分强调内容的通俗性和可读性，略去了复杂和难以理解的部分。本书与一些博弈论教材在经济管理领域的应用相区别，面向的是卫生经济政策领域。在博弈论基本理论方法部分注重案例的引入，汇集了目前学界较为经典的一些研究成果，并经过了整理改编，例如医院设备竞赛博弈的囚徒困境、分级诊疗的合作博弈、医患信任博弈等。在实证应用部分，主要以作者发表的数篇论文和研究成果为基础，例如药品集中采购相关方博弈问题、医保谈判机制运行问题、医疗保险运行中的道德风险问题、医保定点药店监管问题等，再进行进一步的补充和完善。

　　本书包括以下四个部分：第一部分即第一章，介绍政策与卫生政策内涵，阐述卫生政策分析的步骤和方法以及博弈论应用于卫生政策分析的意义；第二部分即第二章，阐释博弈论含义以及博弈论发展历程，介绍博弈的构成要素及分类和博弈论在卫生政策分析中的应用概况；第三部分包括第三、四、五、六章，介绍完全信息静态博弈、完全信息动态博弈、不完全信息静态博弈和不完全信息动态博弈等；第四部分即第七章，通过四个应用实例，介绍博弈论在卫生政策分析中的应用。

　　本书对于卫生经济管理领域的学生和研究人员来说是一本比较适宜的参考

书，亦可作为医学院校学生选修"博弈论"的参考教材，有助于深刻认识理解国家卫生政策的变迁和发展历程。对于从事相关工作的人员来说，本书可作为"博弈论"入门参考书籍，即使略去模型部分，也能读懂其中主要内容。

本书收录的内容大多是作者近年来发表的论文或者研究成果，具有前沿性和时效性，对当前的卫生改革和发展也能提供一定借鉴和参考价值。作者指导的 MPA 研究生王永佩参与了一些研究工作，其毕业论文的部分内容被收录进来。另外，本书也引用了作者主持的河南省软科学项目（202400410256）的部分成果。

由于经验和水平有限，书中难免会出现疏漏和不当之处，恳请读者提出批评和修改意见。

著　者

2020 年 7 月

目　录

第一章 卫生政策分析概述

第一节 政策与卫生政策的含义

一、政策与公共政策

政策是人类社会发展到一定历史阶段的产物，是随着阶级和国家的出现而形成的社会政治现象，根据《辞海》的解释，政策是国家、政党为实现一定历史时期的任务和目标而制定的行为准则和行动指南。公共政策是社会权威部门所制定的，维护和实现公共利益的行动方案或者行为规范。托马斯·戴伊（Thomas Dye）认为，"凡是政府决定做的或者不做的事情就是公共政策"；陈振明提出公共政策的概念，即国家（政府）、执政党及其他政治团体在特定时期为实现一定的社会政治、经济和文化目标所采取的政治行动或所规定的行为准则，它是一系列谋略、法令、措施、办法、方法、条例等的总称。陈庆云指出，公共政策是政府依据特定时期的目标，在对社会公共利益进行选择、综合、分配和落实的过程中所制定的行为准则。由此可以看出，从概念和实质上来说，"政策"与"公共政策"并没有本质的区别。

"公共政策"的主要内涵和特征如下：

① 公共政策有特定的主体，即由国家或政府、执政党及其他政治团体所制定及执行，体现了主体的意志。广义地说，社会政治组织都可以是政策的主体，包括各类政治团体及其衍生的国际性政治团体，如联合国、欧盟、欧洲议会联盟等。但是，政策主体主要是一个国家内部的执政党及其所组成的国家机关。

② 公共政策具有特定的价值取向，要达到一定的任务和目标。这种任务和目标具有双重性，一方面服务于阶级统治的需要，一方面又服务于社会公共事

业的需要,这两方面既紧密相连、不可分割,又有所区别,不能混同或替代。

③ 公共政策表现为由一系列行为所构成的行动过程,是政府为解决特定社会问题及调整相关利益关系而采取的政治行动过程。政策的实现都是一个客观过程,这个过程具体表现为政策的阶段性。

④ 公共政策是一种行为准则或行为规范。一定的政策都是一定的社会规范。政策不仅规定人们的行为准则,也规定人们的行为方式,还指明人们行为的发展方向。

⑤ 政策的功能和作用,首先不是面向过去,而是针对现在和面向未来,它不仅要解决局部问题,还要解决大大小小的全局问题。一项政策往往决定一个部门、一项事业,甚至一个民族或国家的成败或兴衰。

二、卫生政策

卫生政策隶属于公共政策的范畴,世界卫生组织在制定的"卫生发展管理程序"中提出,卫生政策是"改善社会卫生状况的目标,这些目标中的重点以及实现这些目标的主要途径"。方鹏骞(2010)认为,卫生政策是政府、政党为保障人民健康,提高人民健康水平而制定的,用以规范政府、公民及卫生机构等组织的目标、行为准则与规范的总和。郝模(2013)提出,卫生政策是对健康相关领域某种价值的调整和再分配,是政策制定者为了解决特定的卫生问题、实现一定的卫生工作目标而制定的各种法令、法规、规章、规划、计划、制度等的总称。简而言之,卫生政策即社会为了满足人们的医疗卫生需要所采取的行动方案和行为依据。

从公共政策系统的主要内容来看,包括公共政策主体、公共政策客体、公共政策环境以及公共政策工具等。与此类似,卫生政策系统的构成要素主要包括卫生政策主体、卫生政策客体、卫生政策环境、卫生政策运行机制与措施等。

1. 卫生政策主体

卫生政策主体指在特定政策环境中直接或间接地参与卫生政策制定、实施、评估、监控的行为者,在政策制定、实施、评估、监控过程中起主导作用,在很大程度上影响着政策的制定、实施、评估、监控过程。卫生政策主体可以是个人、团体或者组织,包括立法机构、政党、行政部门、利益团体、大众媒体、研究者以及公民等。

2. 卫生政策客体

卫生政策客体指的是卫生政策所发生作用的对象，包括政策所要处理的社会问题（事）和所要发生作用的社会成员（人）两个方面。政策目标就是使政策客体的某些状态向着期望的状态发展，但是政策客体，特别是政策所针对的人群，往往不是被动的接受者，有着自身的能动性和利益诉求。因此在政策的制定和实施过程中，需要充分考虑政策主客体之间的关系并加以协调。

3. 卫生政策环境

卫生政策环境是指影响卫生政策产生、存在和发展的一切因素的总和，或指作用和影响卫生政策的外部条件的总和。卫生政策环境在很大程度上制约着政策的执行、走向和效果，政策环境包括社会政治环境、经济资源环境、文化法治环境和国际环境等。

4. 卫生政策运行机制与措施

卫生政策运行机制指关系到卫生政策制定、执行、监控、评价和终止等的政策运行规律。卫生政策措施指政府通过一系列卫生行政管理过程，对个人和机构的行为做出要求和规定，对于这些要求和规定，目标群体必须遵守和服从，否则将受到惩罚。

三、卫生政策分析

戴维·韦默给出政策分析的定义，即关于公共决策的、以客户为导向的活动，并反映了社会价值。美国兰德公司的查尔斯·沃尔夫（Charles Wolf）认为，公共政策分析是将科学理论方法应用于解决政策的选择和实施问题，这些政策包括国内、国际以及国家安全事务等方面。国内学者陈振明提出了政策分析的学科定义，即作为一个应用性的社会科学研究领域，它采用各种研究或论证方法，产生和转变与公共政策相关的信息，以便帮助决策者或当事人发现和解决公共政策问题。根据政策分析的定义，方鹏骞给出卫生政策分析的定义，即依据一定的政策理论和知识，运用各种方法和技术，帮助卫生政策决策者制定和优化卫生政策，从而为居民提供更高质量和更多数量卫生服务的过程。

卫生政策分析通过运用多种研究程序与方法，探索卫生政策自身固有的规律，以达到改进卫生政策系统、提高卫生政策质量的目的。卫生政策分析作为一个跨学科的、应用性的研究领域，具有交叉学科、综合性研究的取向，它可以有不同的研究途径、方法或观点，涉及政治学、经济学、管理学、社会学、伦理学、医学、卫生学等多个学科方向。卫生政策分析倡导以问题为中心的知识生产方式，致力于实践应用，是从问题发现到问题解决的整个卫生政策分析过程。另外，卫生政策分析还注重价值分析与价值评价，将实证分析和规范研究相结合。

第二节 政策分析的基本框架与步骤

公共政策范畴涵盖了卫生政策领域，公共政策分析的基本框架和步骤，也适用于卫生政策分析。但鉴于卫生系统在管理体制、服务提供、卫生筹资、人力资源、医疗技术与产品服务等方面的显著特点，卫生政策分析还需要结合卫生领域的专业知识和卫生事业的内在规律进行。

一、政策分析的基本框架

1. 公共政策问题的构建

研究社会现实中的某些(个)问题是如何成为公众在政治上注意的对象，社会问题或者公共问题又是如何进入政策议程成为政策问题，政策问题的基本内容有哪些以及分析时采用哪些分析方法等。

2. 公共政策方案的制定与通过

研究建立政策方案的基本原则，确定实现政策方案的目标，可供选择方案的制定与优化，分析哪些相关利益群体影响到政策方案的制定，政策方案是如何被正式通过和颁布的。

3. 公共政策内容的实施

研究政策的有效实施必须具备哪些条件，应当采取哪些具体的行动措施，估计这些行动措施对政策的影响。

4. 公共政策效果的评价

研究选择什么样的标准去评价政策的实施效果与影响，由谁负责评价政策的结果，评价结果的运用与最终去向。

二、卫生政策分析的步骤

卫生政策分析步骤可概括为明确政策问题、界定政策主体与客体、辨识影响政策过程的因素、分析政策运行机制、预测结果和评估政策效果、形成政策预判和政策主张等六个环节，是将客观事实逐步转化为决策支持证据的过程。

1. 明确政策问题

分析者要明确政策问题，并分析其内在根源，首先要开展政策资料的收集整理工作，这些信息资料可以通过现场调研、访谈或座谈、卫生信息系统、网络等多种途径获取，对于收集到的资料数据还需要鉴别整理，将其有效地转换成政策信息。在此基础上，分析者能客观地认识问题的性质、发生机制和解决方案，进而更加合理地设计或者调整政策方案，优化政策实施。

2. 界定政策主体与客体

围绕政策问题，分析者应清晰界定政策过程中的主体和客体，特别是一些利益相关者，尽管不直接参与政策制定和执行，但在其中发挥着重要作用，例如政府财政部门、新闻媒体、社会团体等。主体和客体在政策过程中会形成各种互动关系，需要进行客观分析和准确把握。

3. 辨识影响政策过程的因素

在界定政策的主体和客体之后，接下来分析政策过程中的影响因素。影响政策过程的因素除了政策环境外，还包括管理体制、其他关键事件等，在辨识过程中为了深层次分析政策过程，需要分析不同影响因素的层次、相互之间的因果关系等。

4. 分析政策运行机制

卫生政策的主体、客体以及环境都存在于卫生政策体系中，卫生政策系统一般由各个子系统构成，例如信息系统、咨询系统、决策系统、实施系统和监督系统等，这些系统内在的运行方式和运行规则形成政策运行机制。因此，卫生政策运行机制可以理解为在特定的政策环境下，政策主体、客体及其相互之间的互动方式。卫生政策的运行机制关系到卫生政策的制定、执行、监控、调整和终结等政策运行的质量和效果。

5. 预测结果和评估政策效果

通过对政策未来或者政策结果的预测，分析者可以获得有关政策方案的前景及结果的信息，加深对政策问题、目标和方案的认识。由于预测是在政策执行前、在行动的进程及结果发生以前进行的，而政策执行中存在各种各样难以预料的事件和情况，且预测的理论、假定、措施、方法和技术也并非尽善尽美，预测结果与实际状况可能存在较大的偏差。

一项政策是否达到预期的效果，决定其是否应该继续、修正或者终止，必须对政策现有的效果进行测量。政策评估分为事前评估和事后评估两个方面，事前评估必须了解以往的政策是如何失败的，通过预先设计恰当的控制和评估框架，可以预见其政策效果。事后评估是探讨政策是否达到目标，评估所得到的信息是采取对应措施的基础，用以解释政策成败的原因。

6. 形成政策预判和政策主张

在前面分析研究的基础上，可以形成一些基本判断，主要是关于政策前景、政策可控程度、预期收益与风险、技术与经济可行性、评估方法等各个方面，以调整政策方案和行动。所获得的政策知识必须转化为政策主张，才能被决策者和利益相关方采用。这些政策主张在经过合法化程序后，通过相关政策文件表现出来，也可以为其他相关政策制定提供借鉴和参考。

第三节　卫生政策分析方法

政策分析作为一个跨学科的应用性研究领域，吸收并综合了当代各学科所发展起来的各种研究方法，政策分析方法论具有多样性。因此，公共政策方法论中所研究的方法，是在公共政策分析中普遍采用的方法。奈格尔和米尔斯在《政策科学的职业化发展》一书中提出，政策分析的主要方法论有五种，即数学最优化、计量经济学方法、准实验方法、行为过程方法和多元标准决策方法。陈庆云对公共政策分析中一些共同的方法进行综合分类，提出四种主要分析方法，即数学模型方法、利益相关者分析方法、价值分析方法、系统分析方法。这些分析方法同样适用于卫生政策分析，具体如下。

一、数学模型方法

1. 模型的定义和功能

所谓模型，是研究者对客观现实经过抽象后，用文字、图表、符号、关系式以及实体模样描述所认识到的客观对象。简单地说，模型是对现实事物或问题的描述或抽象，是一种主观的表达。模型方法的应用有助于人们运用抽象思维，从整体上和动态中分析复杂的政策系统。由于模型是现实本身的简化描述和简单概括，使人易于认识、理解和研究政策问题。同时，模型能表明政策问题中主要因素之间的相互关系，更简洁明确地揭示出政策系统的特征及本质，有利于解决存在的矛盾。另外，通过运用模型，还可以根据过去和现在的信息进行预测，避免决策失误。

2. 政策分析中建构数学模型的步骤

① 明确并提出卫生政策研究中的问题，从政策系统的众多因素中，按照其价值和其他条件，找出并设定其中的几个主要变量，描述其状态、特征和规律。从政策目标出发，分析政策系统的主要矛盾，确定不同变量之间的互动关系。

② 用数学语言描述变量之间的关系，重点找出能反映政策问题本质特征及

其关系的基本变量，简化某些次要变量及其关系，建立数学模型。

③ 采用数学方法或者其他方法，寻求解决数学问题的解。在解决不同的政策问题时，研究对象的复杂性以及问题的多样性决定了需要运用不同的数学方法，如果没有找到适合研究这种现象的数学理论，整个研究可能难以成功。

④ 制定检验准则，对所得到的数学解加以解释和评价，讨论与现实的一致性，提出对解的修正结果。由于不少参数变量的变化发展，对原有背景下的结论难以严格判断，检验时产生的误差可能会比较高，使检验变得更为复杂。

⑤ 将修正后的解继续返回到实践中，进行后续评估，考察问题是否能得到完美解决，最终形成政策预判和政策主张，提供决策支持。

数学分析模型在卫生政策分析中应用很广，例如运筹学、博弈论、统计学和计量经济学等。

二、利益相关者分析方法

1. 利益相关者的概念和作用

利益相关者是指某些个人、团体或者机构，他们能够改变某个政策的目标，影响政策目标的实现，或是当政策目标实现后，他们的利益会受到影响。某项政策的目标与这些个人或者团体的目标是密切相关的，可能是现实的也可能是潜在的，两者的目标可能一致也可能冲突。

决策者如要制定一项政策，实现其政策目标，必须考虑利益相关者的利益，否则可能会导致政策目标的削弱或者失败。一是某些利益相关方所处的地位非常重要，能够加强或者削弱决策者的决策权，如政府部门；二是某些利益集团持支持或者反对态度，决策者需要特别注意这些集团，对于支持自己的一方，应与其密切联系，以获得足够的支持；三是某些利益集团可能会影响决策的方向或者政策目标，决策者需要对政策作出调整或者改变。

2. 利益相关者分析法的步骤

利益相关者分析法一般包括四个步骤，具体如下。

（1）确定利益相关者

这需要从与某项政策相关的大量机构或者团体中寻找，列出利益相关者的清单。一般采用下面的提示,分析某个目标可能对哪些人产生影响,具体包括:①哪个利益相关者可能从中得到利益?②哪个利益相关者可能受到负面的影响?③是否找到了利益受到损害的群体或者个人?④是否找到了政策的支持者和反对者?⑤这些利益相关者之间的关系是什么?该阶段的原则是,尽量不将重要的利益相关者排除在外。

(2)估计利益相关者的利益以及政策目标对其利益的可能影响

某些集团或者个人的利益往往并不是很容易判断,这些利益可能是"隐藏"的,还可能是多方面的,甚至是与政策目标相冲突的,可以采用下面的提示来发现这些利益:①在政策目标实现后某个利益相关者可能得到什么?②利益相关者从中得到的利益是什么?③这个利益相关者哪些方面的利益与政策目标相冲突?④这个利益相关者拥有的资源是什么?要回答上述这些问题,需要开展深入的调查研究,以获得与其有关的信息。

(3)评价利益相关者动用资源的能力

当某一个利益集团的利益与政策目标相符合的时候,他或者他们会动用其资源来支持政策目标的实现;而当其利益与政策目标相冲突时,则会反对政策目标的实现。这些动用的资源可以分为如下几类:经济或者物质资源、社会地位或者威望、信息或获得信息的渠道、合法性和影响力等,利益集团动用资源的能力有高有低,可以划分为不同等级:很高、高、中等、低、很低等。

(4)判断各个利益相关集团的立场

根据利益集团的利益与政策目标的关系,确定他们是支持还是反对政策目标的实现。同样,可以采用等级划分的方法,将他们的立场分成不同的等级。

三、价值分析(伦理分析)方法

1. 价值分析(伦理分析)的概念与内容

20 世纪 70 年代末 80 年代初以来,公共政策的伦理分析逐渐受到人们的重视,伦理学作为政策分析的一个重要学科基础,而价值分析(伦理分析)也就构成了政策分析的一个基本方面。卫生政策是政府对卫生事业发展客观规律、对不同主体的需求,在一定程度上其认识结果集中体现了政府的偏好和价值取向。

价值分析在于确认某种政策目的是否值得为之争取、采取的工具手段是否能够被接受、系统改进的结果是否"良好"。因此，价值分析往往要回答这样一些问题：① 为了什么目的？② 存在多大风险？③ 应优先考虑什么？一个完整的政策制定过程，从政策问题的构建到政策规划，直至评价，都贯穿了价值的调节作用。政策问题离不开价值判断，提出与论证方案必然受到一定文化背景下价值观念的制约和影响。对于政策活动的价值评价，大致分为两个方面，一是评价卫生政策自身的价值；二是评价为实现卫生政策目标而采取的手段的价值。

2. 价值分析(伦理分析)的原则

在不同的价值观念和价值取向下，可能会坚持不同的原则，对卫生政策的价值分析(伦理分析)和评价的主要原则如下。

(1)合理性评价

依据价值伦理取向，分析者需要评价卫生政策是否符合社会经济发展的需要，是否与社会经济发展的总目标、总政策相一致，卫生政策与卫生目标是否体现了人民群众最根本的健康权益，卫生政策是否兼顾了国家、集体和个人三者的利益等。对一项卫生政策考察其价值取向，肯定或者否定该政策的价值取向，使卫生政策的导向不偏离伦理价值的基本原则。

(2)情实性评价

通过对卫生政策是否符合国情、民情进行价值分析，主要是关于国家的医疗卫生保健需求情况、卫生经济发展状况、人群患病类型、死亡谱与疾病谱情况、卫生服务利用情况以及国家财力情况等，了解国家、社会和个人对卫生保健的承受能力，还有国家应在多大程度上从财政方面支持卫生保健工作。在对卫生政策进行情实性分析的基础上，使有限的资金发挥其应有的作用，保证卫生事业发展的重点，提高效率，减少浪费。

(3)适宜性评价

所谓适宜性分析，即广大人民群众对卫生政策的接受程度和承受能力。一项政策尽管是合情合理的，但如果人民群众的思想意识跟不上，在心理和感情上不能接纳，这项卫生政策就很难付诸实施，也就失去了现实意义。尽管这类政策从理论上说有其合理性和情实性，但由于人们对其适宜性存在着较大的分歧，在相关的制度和政策上没有给予明确的规定。

（4）效用性评价

效用性评价是考察某项卫生政策在符合伦理要求的前提下，所获得的社会效益和经济利益的大小，获得越多则效用就越高，在价值上应给予肯定。通过效用性评价，可以预测卫生政策在多大程度上给人们的健康带来利益。

在卫生政策中开展价值分析，有助于发挥政策的导向和调控功能，正确评价政策效果。对政策的价值分析，可以帮助人们树立正确的价值观，端正制定政策的思想，有效地解决政策中的价值冲突，而且还有助于政策制定全过程的调节，使政策能被其对象所认同。

四、系统分析方法

1. 系统分析的概念与内容

系统是由两个以上元素组成，具有一定的结构和功能，处于一定的相互关系并与外界环境发生联系的有机整体。系统分析最早是由美国兰德公司在第二次世界大战结束前后提出并加以使用的，被各国所认可并广泛运用于各个研究领域。所谓系统分析或系统方法，简而言之，就是把对象放在系统的形式中加以考察的方法，具体来说，是一种根据客观事物所具有的系统特征，从事物的整体出发，着眼于整体与部分、整体与结构及层次、结构与功能、系统与外部环境等的相互联系和相互作用，求得整体目标优化的现代科学方法以及政策分析方法。

系统分析作为一个有目的、有步骤的探索和分析过程，是以系统的整体效益为目标，将定量分析和定性分析相结合，经过一定范围内的综合分析，寻求最优的解决方案。系统分析的内容主要包括整体分析、结构分析、层次分析、相关分析和环境分析等。系统分析既有整体分析，也有局部分析，突出整体性；系统分析在技术手段与方法的运用上，强调综合性；系统分析在对系统输入、输出、转换过程和动态变化，以及系统与环境的相互作用进行综合研究时，注重动态性及系统最优化。

2. 系统分析的作用

掌握系统思想和系统方法，对于成功地进行政策分析是非常有效的。现代社会是一个庞大、复杂、多变的整体，而影响、协调、控制社会发展的公共政策，必然是一个要素众多、结构复杂、功能齐全的有机整体。系统方法的整体性、综合性和最优化的要求，反映到政策分析中来，突出表现在两个结果上：一是政策整体功能的最优化；二是政策结构、功能与环境的协调发展。另外，系统方法在研究社会现象时，与其他方法相比较，更能将分析和综合、归纳和演绎等方法有机地结合起来，并借助于一些现代化的技术方法，处理与解决大系统的管理问题。

3. 系统分析的步骤

系统分析的具体步骤归纳如下。

（1）界定问题

将问题分解为便于分析的相互联系的小问题，并寻求有可能取得成果的研究方向，进一步明确问题的重点和范围。

（2）确定目标

对所界定的问题进行事实研究，描述系统、子系统和系统环境，然后进行价值分析，确定所期望达到的目标。

（3）寻求可行方案

收集资料，通过数据分析寻求可行方案。

（4）建立模型并分析求解

从便于分析出发，可以尝试建立多种模型，通过分析求解，对比各个方案的经济效果。

（5）确定最优方案

开展进一步的综合分析，坚持定性分析与定量研究相结合，确定最优方案。

第四节 博弈论应用于卫生政策分析的意义

对于公共政策较为通俗的解释是指为了解决社会公共事务中的各种问题所制定的政策，作为公共政策的某一具体门类或者分支，卫生政策是在社会生活的医疗卫生领域，为处理医疗卫生问题、发展医疗卫生事业并协调利益关系而制定的行为准则或行为规范。在卫生政策过程中的各个阶段或者环节，众多利益主体之间的利益冲突愈来愈显示出复杂化的趋势，而如何化解各个利益主体之间的利益矛盾，实现作为医疗卫生事业利益核心的公共利益，并实现共同利益和个人利益的和谐发展，越来越显示出其重要性和紧迫性。

从实践上看，博弈论突破了传统经济学的完全竞争、完全信息的假定，更加强调决策者的个人理性以及不完全信息、不完全竞争条件下的行为分析，研究参与主体之间的相互作用与相互影响，探讨通过制度、机制和规则的设计，在个人理性得到尊重和满足的基础上，最终达到个体理性和集体理性的一致性。作为一门方法论科学，除了能提供贴近现实的政策分析工具外，还提供了分析和解决卫生政策问题的独特而新颖的思维范式和思想方法。我国正处于卫生事业改革和发展的关键阶段，适用于不确定性、不完全信息、不完全竞争和动态条件下的博弈分析方法，借鉴引入强调制度、机制和规则的设计及其优化的博弈理论，在当前有着特别重要的理论和现实意义。

在卫生政策中往往会牵涉到诸多利益主体，政府、各级医疗机构、医药企业和患者都有与之相关的利益存在，所需求的利益具有普遍性和合理性。因此，利益分析在揭示相关主体行为的内在动力和社会现实问题的根本来源方面，有着不可或缺的重要地位。在政策分析中引入博弈理论的基本分析框架，通过解释卫生政策过程中各个利益主体冲突和妥协的本质原因，证明卫生政策的要旨在于规范利益主体之间的互动和合作，最终实现以公共利益为核心的社会整体医疗福利的维护和增进。

在卫生事业改革和发展的关键时期，充满了不同类别、不同形式的博弈问题，如公立医院改革进程中的激励约束问题、医疗保障制度设计的道德风险问题、药品招标采购中的讨价还价问题等，这些都是博弈论可以有效发挥作用的地方。在卫生政策研究中应用博弈分析方法，揭示卫生政策中的不同利益主体如何在维护、增进与分配社会公共利益的博弈中，实现利益相对和谐与均衡。如果在卫生政策制定中未能充分考虑各个参与主体的反应和需求，许多政策出台后不能很好实施或者实施效果与预期目标相去甚远，即出现所谓"上有政策，下有对策"的现象，很可能是没有科学合理应用博弈论思想进行分析的结果。

第二章　博弈论概述

第一节　博弈论及其发展

一、博弈与博弈论含义

博弈论译自英文"Game Theory"，即游戏理论的意思，事实上许多游戏中都蕴含着抽象的博弈思想，如下棋、打牌、球赛等。这些游戏全都具有这样一些共同特征：两个或者两个以上的参加者；都需要遵循一定的规则，违犯者会受到处罚；最后总会有一个结果，参加者或赢或输，或者各方之间为平局；每一个参加者都有可供自己选择的策略，不同的策略会得到不同的结果。博弈与游戏有着基本相似的特征，可以将其应用拓展到其他领域，如分析政治、经济、军事以及文化体育活动中的决策问题，抽象得出博弈和博弈理论的含义。

博弈指多个参与人（两个或以上个人、组织、政党、国家等）在一定的规则下，选择各自的行动或者方案（策略）并加以实施，最终得到相应结果（损益得失）的过程。

博弈论研究各个参与主体的行为相互作用时的损益得失结果及其均衡问题，当一个参与主体行为选择受到其他参与者选择的影响时，反过来也会影响到其他参加者选择时的决策问题和均衡问题。所谓均衡即所有局中参与人的最优策略组合，它可能不是参与各方及整体的利益最大化，但它是在已知信息与给定条件下的一种必然结果，因为如果任何一方改变策略会导致均衡发生变化，往往会使自己得到一个相对更差的结果。

因此，博弈论强调参与主体各方策略选择的相互依存性，对于任何一个参与主体，必须在考虑其他参与人可能选择的策略基础上，确立自己的最优行动策略。博弈论有助于一个理性行为主体做出科学决策，通过权衡其他参与主体可能选择的行动策略，确立符合自身利益要求的理想行动方案。

二、博弈论的发展历程

在人类社会早期的历史发展进程中，就产生了博弈思想的萌芽，例如《孙子兵法》提到在战争中的不同应对策略，《史记》记载的齐威王田忌赛马的故事等，这些思想对博弈论的产生有积极的启发和推动作用。西方对博弈理论早期的研究主要有瓦德格拉夫（Waldegrave）在1713年提出双人博弈的极小化极大混合策略解、古诺（Cournot）和伯特兰德（Bertrand）分别在1838年和1883年提出的双寡头竞争模型等。

冯·诺伊曼（Von Neumann）和摩根斯坦（Morgenstern）在1944年合作出版了《博弈论与经济行为》，一般认为这部著作是博弈理论初步形成的标志。该书提出了较为系统的博弈理论，给出了博弈论研究的一般框架、概念术语和表示方法，介绍了博弈的扩展式和标准式（或策略式）的表示法，定义了最小最大解，证明了这个解的双人零和博弈存在。在之后的若干年，合作博弈理论作为博弈论研究的重点，得到了快速的发展。

现在应用更为普遍的是非合作博弈理论，约翰·纳什（John Nash）在1950年和1951年发表了两篇非合作博弈的文章，研究了 n 人非合作策略型博弈，明确提出了"纳什均衡"这一概念，为非合作博弈理论的发展奠定了基础。

泽尔腾（Selten）在1960年将纳什均衡的概念引入到动态分析，发展了倒推归纳法，提出了"颤抖手均衡"和"子博弈完美纳什均衡"的概念；海萨尼（Harsanyi）在1967年和1968年把不完全信息引入博弈论的研究，提出了"贝叶斯纳什均衡"概念。这些重要贡献，使得博弈论的研究在一些关键环节上取得了突破。纳什、泽尔腾和海萨尼三人由于在博弈论及其应用方面的重要贡献，共同荣获了1984年的诺贝尔经济学奖。

进入20世纪80年代之后，对博弈论的研究进入了一个快速发展的辉煌时期。詹姆斯·莫里斯因为在信息经济学上的突出贡献，获得1994年的诺贝尔经济学奖。阿克诺夫（Akerlof，1970）构建旧车市场模型，提出逆向选择理论；斯彭斯（Spence，1973—1974）构建劳动力市场模型，提出信号传递理论；斯蒂格利茨(Stiglitz, 1976)建立关于竞争的保险市场信息甄别模型,三人共同获得了 2001 年的诺贝尔经济学奖。

在博弈论乃至整个社会科学理论发展的大背景下,现代博弈论已经形成了一个相当庞大的体系,出现了理论和应用上的众多分支,如产业组织博弈、金融博弈、管理博弈、外交博弈、军事博弈等,对整个社会科学领域产生全面而深远的影响。在博弈论与社会科学自身发展的要求下,以及科技进步和人类自身认识能力提高的共同作用下,博弈论仍将会有一个更大的发展。

第二节　博弈的构成要素及分类

一、博弈的构成要素

博弈的形式各种各样,但是如要形成一个博弈,基本都包含如下四个要素,为开展博弈论研究提供基础材料。

1. 参与人

参与人也称为博弈方或者局中人,指参与博弈的决策主体,能在博弈中独立决策,自身的决策会影响到其他参与人,并且独自承担博弈的结果。参与人可以是个人,也可以是团体(国家、企业、社会机构或国际组织等)。

有时在动态博弈分析中,人们会将"自然"作为虚拟参与人,该参与人可以在博弈的特定时点上以特定的概率随机选择行动。

参与人一般用 n_i 表示,$i=1, 2, 3, \cdots, n$。一般而言,参与人越少,问题就越简单,反之就越复杂。最普遍、研究最多的是只有两个参与人的博弈,称为双人博弈。参与人为三个及以上的博弈,称为多人博弈。多人博弈中,参与人之间决策的相互依存关系较双人博弈更为复杂,博弈均衡分析的难度也更大。

2. 博弈的规则

博弈的规则指对博弈参与各方做出一系列具体规定的集合,包括每个参与人行动时所掌握的信息,有什么样的行动策略可以选择,参与人行动时先后顺序的规定，参与人行动策略选择之后会得到怎样的结果等。

3. 行动策略集

行动策略是参与人在给定条件下的行为选择，一般用 s_j 表示第 i 个参与人的一个特定的策略，用 $S_i = \{s_j\}$ 代表第 i 个参与人所有可选择的策略集合。

一般情况下，如果一个博弈中每个博弈方的策略数都是有限的，则称为"有限博弈"，如果一个博弈中至少有一个博弈方的策略有无限多个，则称为"无限博弈"。比较常见的是有限博弈，每个博弈方有两三种可供选择的策略。

4. 结果或得益

对所有参与人来说，每一个可能的行为策略选择构成策略组合，会出现与之对应的结果。得益或支付是指在一个特定的行动策略组合下参与人获得的利益，在可能的每一个结果上，参与人会有得有失，即其得益用数量来表示，可正可负。按照参与人得益之和是否为零的情况，博弈可分为零和博弈与非零和博弈。零和博弈是指参与人的得益或支付之和为零的情况，即一方的得益必为另外一方的损失。非零和博弈是参与人的得益或支付之和不为零的情况，往往也是研究最多的博弈类型。

任何一个博弈都具备这四个要素，对这四个要素建立模型来描述和表达，就是博弈的表达式。

囚徒困境是一个经典的博弈问题，警方抓住了两个合伙犯罪的嫌疑人，分别为囚徒 1 和囚徒 2，但是警方掌握的证据不充分，还不足以去指证他们的罪行，需要嫌疑人的口供。为了防止两个嫌疑人串供或结成攻守同盟，警方将他们分开关押并给以同样的选择机会。如果两人都拒不认罪，因为证据不足会被各判刑 1 年；如果两人中 1 人坦白 1 人抵赖，坦白者被从轻处理而获释，抵赖者将被从重判刑 8 年；如果两人都坦白认罪，则他们将被各判刑 5 年。

此博弈的表达如表 2-1 所示。

表 2-1   囚徒困境博弈

囚徒 1	囚徒 2	
	坦白	抵赖
坦白	-5, -5	0, -8
抵赖	-8, 0	-1, -1

根据该已知条件，可以写出囚徒困境博弈的 4 个要素。

① 参与人：囚徒 1 和囚徒 2。

② 博弈的规则：对于每一个嫌疑人来说，如果坦白，则从轻发落；如果抵赖，则从严判罚。但如果双方都抵赖，将因为警方缺少证据而得到轻判。

③ 策略或者策略集：每一个嫌疑人都有两个策略可选择，坦白或者抵赖，策略集 $S_i = \{坦白，抵赖\}$。

④ 结果或得益：对于每个嫌疑人的策略选择，会出现与之对应的四个策略组合，即（坦白，坦白），（坦白，抵赖），（抵赖，坦白），（抵赖，抵赖）。每个结果组合上，嫌疑人也会有对应的得益或者损失，分别为（-5，-5），（0，-8），（-8，0），（-1，-1）。

二、博弈的类型

1. 按照参与人能否达成约束性协议分类

根据参与人之间能否达成一个具有约束力的协议，博弈可以划分为合作博弈与非合作博弈。如果可以达成，就是合作博弈，否则就是非合作博弈。

合作博弈是参与人从自身利益出发，与其他参与人谈判达成协议或形成联盟，把个体竞争转化为集体合作，使博弈结果对所有参与人都有利。合作博弈意味着个体立场要让步妥协，强调集体理性，涉及复杂的心理、社会习俗和伦理等问题，其逻辑和方法比非合作博弈要复杂得多。

非合作博弈是参与人行动选择时无法达成具有约束力的协议。非合作博弈主要研究的是个人理性和个人最优决策，由于合作是有前提条件和暂时的，而非合作是广泛存在的，即使是合作博弈也不能否认个人理性的存在，因此非合作博弈比起合作博弈要普遍得多。

2. 按照行动顺序和掌握信息情况分类

按照参与人行动的先后顺序，博弈可以划分为静态博弈和动态博弈。博弈方行动的顺序可以各方同时行动，也可以有先有后。如果博弈参与方同时选择行动，或者虽非同时但后行动者并不清楚前行动者是否已经采取了行动，这种情况称为静态博弈。如果博弈参与方的行动有先后顺序，后行动者能够观察到先行动者的决策行为选择，则称为动态博弈。

按照博弈参与方掌握的信息情况，博弈可以划分为完全信息博弈和不完全信息博弈。因为在博弈中参与各方掌握的信息不一样，得到的结果也会不同。如果对于博弈参与方而言，所有重要的信息都是共同信息，则这样的博弈称为完全信息博弈，如果这些重要的信息不是所有的博弈方都知道，那么就是不完全信息博弈。这些重要的信息通常包括博弈参与方的特征、策略行为选择、得益函数等。

从以上两点出发，就得到四种不同类型的博弈，分别是完全信息静态博弈、完全信息动态博弈、不完全信息静态博弈、不完全信息动态博弈，其中，完全信息静态博弈也称为策略型博弈，完全信息动态博弈也称为扩展型博弈，不完全信息静态博弈也称为贝叶斯博弈，不完全信息动态博弈也称为动态贝叶斯博弈。本书的结构安排主要是按照这种分类来进行。

第三节　博弈论在卫生政策分析中的应用概况

博弈论在医疗卫生领域中得到了非常广泛的应用，较为典型的例子如医疗保险中的道德损害和逆向选择问题。医疗保险道德损害是指由于医疗保险的第三方付费，引起消费者或者医疗机构态度或者行为上的变化。比如，消费者在参保后，由于医疗费用可以报销，因此不太注意自己的健康行为，对医疗服务过度需求或者不合理消费。再比如，在医疗保险第三方付费的情况下，医疗机构出于自身经济利益的考虑，可能过度提供服务或者诱导需求。由于医疗保险市场上的信息不对称，很容易发生上述道德损害的情况。道德损害的结果，一方面浪费了大量的医疗资源；另一方面，会导致医疗保险费用提高，反过来抑制了医疗保险需求和供给。

医疗保险的逆向选择也是由于信息的不对称引起的，由于消费者个人比保险机构更了解自己的疾病风险情况，他们在健康时，参加医疗保险的意愿往往不强；而有病时，则更愿意参加保险。逆向选择的结果，参保者多为高风险者，导致医疗保险失去了风险分担的作用，保险费用较高，保险机构面临经营风险。

在目前的研究文献中，许多学者将博弈论应用于卫生领域以及卫生政策的分析，取得了较为丰硕的成果。舍曼·富兰德，艾伦·古德曼和迈伦·斯坦诺（2011）指出，卫生行业存在信息不对称，患者为委托人，医生为代理人，仅仅从自身利益的角度考虑，医生可能违反作为代理人的角色，引诱患者消费而不是达到最佳的卫生保健消费的数量，也即供给诱导需求问题。供给诱导需求的存在，会削弱医生与患者之间的信任，降低患者享有的福利水平，带来资源的浪费并有害于患者健康。郝模（2013）以医疗费用过快增长为例，界定关键利益团体主要有政府财政与物价部门、医保部门、医疗机构、医药企业、民众等，明确各方的利益诉求、策略集以及支付函数。通过构建博弈矩阵，分析各个利益相关团体策略选择的相互影响和制约，明确了理想状态下各方行为的必然选择。其中财政与医疗机构两者之间的博弈，最佳均衡结果应该是"政府适宜投入，医院规范服务"。但是由于各个利益团体为了追求自身利益最大化，相互之间的博弈使各方都陷入严重的非合作状态，其结果是现实状态与理想状态的差距不仅没有缩小，反而进一步扩大。王大平、孔昭昆和王苏生（2015）通过阐述医疗服务市场的特征，揭示其中存在的委托代理关系，基于激励机制设计理论，分别从确定性条件和不确定性条件下探索如何设计良好的激励机制，控制医疗费用，提升医疗服务质量。

我国卫生政策的制定、实施不断完善，对于满足人民群众的健康需求，提升和保障全民健康水平，具有重要和深远的意义。同时，医药卫生体制改革是一项复杂的系统工程，涉及各级政府及相关部门、卫生服务提供方、医疗保险机构、社会大众等不同组织和群体之间利益关系的调整，需要统筹兼顾和协调推进，这些为博弈理论以及相关研究方法的引入提供了巨大的空间，有助于促进卫生政策制定与实施的科学性和有效性。

第三章 完全信息静态博弈

完全信息静态博弈是一类最简单的博弈，指各博弈参与方同时决策，且所有参与方对彼此的策略与得益等信息都完全了解。本章研究完全信息静态博弈，首先介绍有关策略型博弈的基本概念、原理和策略式，纯策略和混合策略纳什均衡，然后分析纳什均衡的存在性，给出纳什均衡的基本解法。

第一节 策略型博弈

一、策略型博弈的含义

策略型博弈是指在博弈中局中人的信息是完全的，局中人往往同时采取行动，或者局中人的行动有先后顺序，但是后行动者不知道先行动者的策略选择。在囚徒困境博弈中，囚徒甲和囚徒乙的信息是已知的，双方同时决策并采取行动，因此是一个策略型博弈。但是在某些特殊的情况下，双方的行动可以有先有后，但是后行动者不知道先行动者的行动。例如，囚徒甲首先选择坦白还是抵赖，接着囚徒乙再选择坦白还是抵赖。但是，由于他们两个人被分别关在不同的房间里，一方在做决策时看不到另外一方的选择，那么，两个囚徒之间的博弈尽管有先后顺序，但与同时行动在本质上是一致的，也是策略型博弈。

策略型博弈包含两种形式：一种是纯策略，每个参与人在博弈中可以采用符合自身利益的行动方案，在可供其选择的多种方案中，每个参与人能够选择到其中的优策略；另一种是混合策略，参与人的决策选择是一个随机的概率空间，在符合自身利益要求的前提下，参与人选择的是一个确切的概率组合。作为特殊情况，一个纯策略可能是混合策略的确定型概率组合，即策略中概率值为1或0。现实中，策略型博弈的例子有很多，先介绍一个卫生经济学领域的经典案例——医院设备竞赛的囚徒困境，参与医院设备竞赛是单个医院一种利益最大化的选择，却使所有医院整体上遭受损失。

由于大型医疗设备的普及有效提高了医生对于疾病的诊断准确率，改善治疗效果，在一定程度上降低了医疗风险。但是医院之间开展设备竞赛行为，在医疗市场需求有限情况下，会造成供过于求的局面，设备使用率降低，从而影响设备效益。假定市场上有两家医院 A 和 B，它们都要在不知道对方如何行动的情况下，去决策自己是否要购置一台昂贵的心脏移植设备。如果两家医院都选择购买设备，各自会获得 100 万美元的利润；如果只有一家医院购买另一家不够买，购买一方会因拥有显著优势而获得 200 万美元的利润，不购买一方将损失 50 万美元；如果两家医院都不购买，因为医疗资源的节约利用，各自获得 150 万美元利润。

此博弈的表达如表 3-1 所示。

表 3-1　　　　　　　　　　　医院设备竞赛博弈

医院 A	医院 B	
	购买	不购买
购买	100, 100	200, -50
不购买	-50, 200	150, 150

二、策略型博弈的要素表示

描述一个策略型博弈一般至少需要三个要素，分别为局中人、策略或者策略集、得益或者支付。

① 参与人集合 $i \in \xi$，$i = 1, 2, \cdots, n$。

② 每个参与人的策略空间为 S_i，$i = 1, 2, \cdots, n$。$s_{ij} \in S_i$ 表示参与人 i 的第 j 个策略，j 可以是有限个策略，也可以是无限个策略。

③ 每个参与人的得益或支付函数用 u_i 表示，是各参与人策略的多元函数，即 $u_i(s_1, s_2, \cdots, s_n)$，$i = 1, 2, \cdots, n$。

则博弈的策略表达为 $G = \{S_1, S_2, \cdots, S_n; u_1, u_2, \cdots, u_n\}$，所有参与人对策略的共同选择决定每个参与人的得益。

在该医院设备竞赛博弈中，有两个参与人，i =（医院 A，医院 B），每个参与人的策略有两个，策略空间 S_j = {购买，不购买}，每个参与人的得益或者支付取决于双方对策略的共同选择。

◢◣ 第二节　纯策略纳什均衡

一、占优策略均衡

1. 占优策略

在一些博弈中，无论其他参与人选择何种策略，局中人选择某一策略给他带来的得益都要优于其他策略，至少不低于其他策略，则这个策略称为局中人的占优策略。对于表 3-1 描述的医院设备竞赛博弈问题，每个医院都有两种可能的选择：购买或者不购买。显然，不论其他医院选择什么策略，每个医院的占优策略都是"购买"，比如，如果医院 B 选择购买，医院 A 选择购买时得益为 100，选择不购买时的得益为−50，因此选择购买要优于不购买；如果医院 B 选择不购买，医院 A 选择购买时得益为 200，选择不购买时的得益为 150，同样选择购买要优于不购买。因此，"购买"是医院 A 的占优策略，类似地，"购买"也是医院 B 的占优策略。

在某策略式博弈 G = {S_1, S_2, $\cdots$, S_{ij}; u_1, u_2, $\cdots$, u_n} 中，如果对任何其他参与人的策略组合，局中人的策略 S_i 是最优选择，即存在 s_i^*，对于所有的 $s_i' \neq s_i^*$，$u_i(s_1, \cdots, s_{i-1}, s_i^*, s_{i+1}, \cdots, s_n) \geq u_i(s_1, \cdots, s_{i-1}, s_i', s_{i+1}, \cdots, s_n)$，则 s_i^* 是局中人的占优策略。如果其中等号不成立，则是局中人的严格占优策略。同理，如果 $u_i(s_1, \cdots, s_{i-1}, s_i^*, s_{i+1}, \cdots, s_n) \leq u_i(s_1, \cdots, s_{i-1}, s_i', s_{i+1}, \cdots, s_n)$ 成立，所有的策略被称为局中人的劣策略，如果等号不成立，则是局中人的严格劣策略。

2. 占优策略均衡

在策略型博弈中，如果对于所有的局中人，s_i^* 是局中人的占优策略，那么，策略组合 $s^* = (s_1^*, \cdots, s_n^*)$ 称为占优策略均衡。

对于一个策略型博弈，如果所有参与人都有占优策略存在，则占优策略均衡是唯一可以实现的均衡，因为没有一个理性的参与人会选择其他的劣策略。在医院设备竞赛博弈中，（购买，购买）是占优策略均衡。只要参与人是理性的，无论其他参与人是否理性，占优策略总是一个理性参与人的最优策略。

3. 重复剔除的占优策略均衡

上面占优策略均衡分析采用的是选择法的分析思路，是在所有可选择策略中选出最优的一种策略。但是人们在决策活动中还可以采用另外的决策思路，即排除的方法，也是最常运用的一种方法。剔除法是通过对可选策略的相互比较，将不会采用的较差策略剔除掉，从而筛选出较好的策略，或者能缩小候选策略的范围，这种排除的方法即博弈分析中的重复剔除法。

这里仍然以医院设备竞赛博弈为例，说明重复剔除法的基本原理。对于医院设备竞赛博弈的两个博弈方来说，不管对方的策略如何，各自两种可选策略中的"购买"策略要优于"不购买"策略。称"不购买"策略是两个博弈方的相对于"购买"策略的严格下策或者劣策略。通常在一个博弈中，不管其他参与人的策略如何变化，一个参与人的某种策略给他带来的得益总是小于另一种策略给他带来的得益，则称前一种策略为后一种策略的严格下策或者劣策略。

可以看出，任何理性的参与人都不会采用严格下策或者劣策略，医院设备竞赛博弈的两个参与人都不会采用"不购买"策略，因此，可以把"不购买"策略依次（或者同时）从各自的策略空间中剔除掉。这样重复剔除两个参与人的"不购买"策略以后，两个参与人可选策略的范围都缩小到只有一个"购买"策略，因此，双方都购买则是其最优选择，结果是各自获得 100 万美元的利润。在该博弈模型中，重复剔除法与上策均衡分析的结果是相同的。重复剔除法比上策均衡分析的适用范围要更大一些，有些博弈不存在上策均衡却存在严格下策，因此只能应用重复剔除法而不能应用上策均衡分析。如果对一个博弈采用重复剔除法消去后，某个参与人只剩下唯一的一个策略，该策略是该参与人的唯一选择，如果该博弈的策略组合中只有一个幸存下来，这个策略组合就是该博弈的均衡结果，如医院设备竞赛博弈中的（购买，购买）。

4. 画线法

每个参与人的最终目的都是实现自身收益的最大化，由于博弈问题中策略和利益的相互依存性，每个参与人的收益不仅取决于自身选择的策略，还与其他参与人选择的策略有关，因此参与人在决策时必须考虑其他参与人的策略选择。画线法的分析思路是：关于某一参与人，先找出其针对其他参与人每种策略或策略组合（如多人博弈）的最佳对策，找出该参与人的可选策略中与其他参与人的可选策略或者策略组合相配合给其带来最大得益的策略，这种策略总是存在，但是可能不唯一。然后，判断其他参与人的策略选择，包括这些参与人对自身选择策略的判断，确定参与人的最优策略并预测博弈的最终均衡结果。

以表3-2所示博弈矩阵为例，先运用重复剔除法进行分析。在这个博弈中，对于参与人1来说，如果参与人2采用的策略是"b_1"，则参与人1采用"a_1"时得益为1，采用"a_2"时得益为2，此时的最佳对策是"a_2"。为了便于进一步的分析，我们在矩阵中策略组合（a_2，b_1）对应的参与人1的得益2下画一条短线，表示这是参与人1在参与人2选择选择"b_1"时的最大可能收益。同理，我们可以找出在参与人2分别选择策略"b_2"和"b_3"时参与人1的最佳对策，分别是"a_1"和"a_2"，构成策略组合（a_1，b_2）和（a_2，b_3），对应参与人1的得益分别为3和1，在它们的下面也都画一条短线。参与人2的分析思路与参与人1相同，对应于参与人1的两个策略"a_1"和"a_2"，参与人2的最佳对策分别为"b_1"和"b_3"，构成策略组合（a_1，b_1）和（a_2，b_3），给参与人2带来的得益都为3，在其下面画上短线，结果如表3-2所示。

表3-2　　　　　　　　　　　　　两方博弈矩阵（一）

参与人1	参与人2		
	b_1	b_2	b_3
a_1	1, <u>3</u>	<u>3</u>, 2	0, 1
a_2	<u>2</u>, 1	1, 2	<u>1</u>, <u>3</u>

在表3-2博弈矩阵的六个得益数组中，对应策略组合（a_1，b_3）和（a_2，b_2）的得益数组（0，1）和（1，2），其数字下面都没有画线，表示在这两个策略组合中，

两个参与人的策略都不是针对另一个参与人的最佳对策，这两个策略组合不可能是两个参与人的最优选择。对应于策略组合(a_1, b_1)、(a_1, b_2)和(a_2, b_1)，得益数组$(1, 3)$、$(3, 2)$和$(2, 1)$中有一个数字下画有短线，只有一方的策略选择是其最优对策，另一方没有获得最优选择，这三个策略组合不是参与人双方同时愿意接受的结果。只有策略组合(a_2, b_3)对应的得益数组$(1, 3)$两个数字下都画有短线，表示该策略组合对于参与人双方而言，都是其最佳对策，一方采用该策略组合中的策略，另一方也会采用该策略组合中的策略，是双方都愿意接受的结果。由于(a_2, b_3)是该博弈矩阵中唯一具有稳定型的策略组合，是实现博弈均衡的解。

上述通过给定其他参与人的每个策略，得到每个参与人在策略组合下的最优对策，在其对应的得益下画线并分析博弈的方法称为"画线法"。如果运用画线法分析医院设备竞赛博弈，如表3-3所示。

表 3-3　　　　　　　　　划线法分析医院设备竞赛博弈

医院 A	医院 B	
	购买	不购买
购买	<u>100</u>, <u>100</u>	<u>200</u>, -50
不购买	-50, <u>200</u>	150, 150

医院 A 针对医院 B 购买和不购买两种对策，最佳对策都是购买，分别给其带来 100 和 200 的得益，在对应的得益数值下面画上短线；同理，医院 B 针对医院 A 购买和不购买两种对策，最佳对策也是购买，同样分别给其带来 100 和 200 的得益，在对应的得益数字下面画上短线。在博弈矩阵的四个得益数组中，只有策略组合(购买，购买)对应的得益数组(100, 100)两数字下都画有短线，而其他三个策略组合的得益数组中，最多只有一个数字下画有短线，或者两个数字都没有短线，因此，只有策略组合(购买，购买)是双方选择的最佳对策。由于(购买，购买)是具有稳定性的策略组合，是实现该博弈均衡的解。

画线法是一种简便实用的博弈分析方法，以比较策略之间的优劣关系为基础，在用得益矩阵分析博弈问题时具有普遍适用性。但是，并不是每一个博弈运用画线法都可以求出确定性的均衡结果，在做具体分析时，可能找不到唯一的每个数字下都画有短线的得益数组。事实上，有许多博弈不存在确定性的结果，也就无法运用画线法求出博弈的均衡解。

5. 箭头法

与画线法的分析思路和过程不同，箭头法通过分析博弈中的每个策略组合，判断每个参与人是否可以单独改变自己的策略，来增加自身的得益。具体做法是从所考察的策略组合的得益引一个箭头，指向到改变策略后的策略组合对应的得益。在对每个可能的策略组合都分析考察之后，根据箭头所反映的情况，判断博弈均衡的结果。这种采用反映各个参与人选择策略倾向的箭头寻找稳定性策略组合来求解博弈的方法称为箭头法。

这里仍以表 3-2 的两方博弈矩阵为例，运用箭头法分析，如表 3-4 所示。

表 3-4   箭头法分析两方博弈矩阵

参与人 1	参与人 2		
	b_1	b_2	b_3
a_1	1，3	3，2	0，1
a_2	2，1	1，2	1，3

从策略组合(a_1, b_1)开始分析，双方采用该策略组合，竖向比较左侧的得益，参与人 1 的得益从 1 到 2，所以参与人 1 有从策略"a_1"向策略"a_2"改变的倾向，用一个竖向的箭头表示这个倾向；横向比较右侧的得益，3 比 2 大，3 比 1 大，参与人 2 没有改变策略的愿望。在策略组合(a_2, b_1)中，横向比较右侧，分析参与人 2 的得益，2 比 1 大，3 比 1 大，参与人 2 有从策略"b_1"向策略"b_2"和策略"b_3"改变的倾向，用两个横向的箭头表示这两个改变的倾向。在策略组合(a_2, b_2)中，竖向比较左侧的得益，参与人 1 有从策略"a_2"向策略"a_1"改变的倾向，用向上的箭头表示这个改变的倾向；横向比较右侧的得益，参与人 2 有从策略"b_2"向策略"b_3"改变的倾向，用向右的箭头表示这个改变的倾向。在策略组合(a_1, b_2)中，竖向比较左侧的得益，参与人 1 没有改变策略的愿望；横向比较右侧的得益，参与人 2 有从策略"b_2"向策略"b_1"改变的倾向，用向左的箭头表示这个倾向。在策略组合(a_1, b_3)中，竖向比较左侧的

得益，参与人 1 有从策略"a_1"向策略"a_2"改变的倾向，用向下的箭头表示这个倾向；横向比较右侧的得益，参与人 2 有从策略"b_3"向策略"b_1"和策略"b_2"改变的倾向。在策略组合(a_2，b_3)中，无论是竖向比较左侧的得益，还是横向比较右侧的得益，参与人 1 和参与人 2 都没有改变策略的愿望。这样将所有的策略组合情况都分析完毕之后，全部箭头的指向如表 3-4 所示。

观察表 3-4，在策略组合(a_2，b_3)中，只有指向的箭头，没有箭头指出的得益数组，就是博弈的均衡结果。

如果运用箭头法分析医院设备竞赛博弈，如表 3-5 所示。

表 3-5 箭头法分析医院设备竞赛博弈

医院 A	医院 B	
	购买	不购买
购买	100, 100 ←	200, −50
不购买	−50, 200 ←	150, 150

在表 3-5 所示的得益矩阵中，只有指向的箭头而没有箭头指出的得益数组为(100，100)，它对应的策略组合是(购买，购买)，而其余 3 个得益数组至少有一个指出的箭头。因此(购买，购买)是该博弈中唯一具有稳定型的策略组合，是博弈的均衡结果，结论与前述一样。

由上述分析可以看出，重复剔除法、画线法和箭头法这三种方法尽管思路不同，但都是基于策略之间相对优劣关系分析的，得出的结论是一致的，在一般情况下是可以相互替代的方法。

二、纳什均衡

前面各种对博弈问题的求解方法，其实都是寻找一个稳定的策略组合，这个策略组合作为博弈参与人的策略选择，都是相对于其他参与人的最优策略选择。这时各个参与人都不会或者不愿单独改变自己策略的策略组合，只要这个策略组合存在且唯一，博弈就有确定的解。为了找出这个博弈的均衡解，需要引入纳什均衡的概念。

定义 3.1： 在某策略式博弈 $G = \{S_1, S_2, \cdots, S_n; u_1, u_2, \cdots, u_n\}$ 中，如果由

各个参与人的各一个策略构成的某个策略组合$(s_1^*, \cdots, s_i^*, \cdots, s_n^*)$中，任一参与人$i$的策略$s_i^*$，都是对其余参与人策略组合$(s_i^*, \cdots, s_{i-1}^*, s_{i+1}^*, \cdots, s_n^*)$的最佳对策，也即存在：$u_i(s_1^*, \cdots, s_{i-1}^*, s_i^*, s_{i+1}^*, \cdots, s_n^*) \geqslant u_i(s_1^*, \cdots, s_{i-1}^*, s_{ij}, s_{i+1}^*, \cdots, s_n^*)$对任意的$s_{ij} \in S_i$都成立，则称$(s_1^*, \cdots, s_i^*, \cdots, s_n^*)$为$G$的一个"纳什均衡"（Nash Equilibrium）。

纳什均衡是各参与人都达到稳定的结果，具有一致预测性的本质属性，如果所有参与人都预测到一个特定的博弈结果会出现，那么所有的参与人都不会利用这种预测或者预测能力，选择与预测结果不一致的策略，即没有哪个参与人有偏离这个预测结果的意愿，该预测结果最终就是博弈的结果。也就是说，各个参与人的实际选择与他们的预测是一致的，称为一致预测。

关于占优策略均衡与纳什均衡之间的关系，占优策略均衡是包含在纳什均衡范围之内的，占优策略均衡肯定是纳什均衡，但反过来纳什均衡不一定是占优策略均衡。因为占优策略均衡比纳什均衡稳定性更强，在普遍适用性上占优策略均衡比纳什均衡要差得多。在博弈分析时可以先考察是否存在占优策略均衡，若存在，占优策略均衡就是纳什均衡，若不存在，再寻找纳什均衡。

以城市综合医院和社区医院的分级诊疗合作博弈为例，加强城市综合医院和社区医院的合作，大力发展社区医院，是深化我国医疗卫生服务体系改革、优化医疗资源配置和解决"看病难、看病贵"问题的关键环节。由于双方实力上的巨大差距，必然影响到双方的收益。在双方积极合作或者协调一致时，城市综合医院得到的收益比社区医院要多；在双方消极合作或者冲突时，城市综合医院受到伤害或者损失的程度也要小于社区医院。分级诊疗合作博弈矩阵如表3-6所示。

表3-6 分级诊疗合作博弈

城市综合医院	社区医院	
	积极合作	消极合作
积极合作	200, 100	0, 200
消极合作	300, 0	−50, −100

在分级诊疗合作博弈中，城市综合医院和社区医院都有两个策略可以选择，积极合作和消极合作，如果城市综合医院和社区医院都选择积极合作，双方获得的收益分别为 200 和 100；如果一方消极合作而另外一方积极合作，则消极合作的一方会得到较高的收益，积极合作的一方得益为 0，对应的得益数组为（300，0）和（0，200）；如果城市综合医院和社区医院都选择消极合作，双方都蒙受损失，得益分别为 -50 和 -100。在该博弈矩阵中，由画线法可以得出，不存在唯一的占优策略均衡，但是存在两个纳什均衡，分别为（积极合作，消极合作）和（消极合作，积极合作）。

在一些博弈问题中，既可能不存在唯一的纯策略解，也可能没有纯策略纳什均衡，则需要寻求混合策略纳什均衡。

◢◣ 第三节 混合策略纳什均衡

一、混合策略概念

纯策略纳什均衡模型可以解决很多博弈问题，但是只有当博弈中只有唯一的纳什均衡才能解出博弈的结果。现实中有许多博弈不存在具有稳定性的各参与人都接受的纳什均衡策略组合，另外一些博弈却有多于一个的纳什均衡策略组合。这两类博弈如果只进行一次，实际结果如何，将取决于机会和运气，如果多次独立反复进行这些博弈，参与人决策的优劣会从平均得益上反映出来，策略运用得当，平均收益比较理想，至少不吃亏，否则平均得益会较差。

上述博弈在多次重复进行过程中，参与人一定要避免自己的选择带有任何规律性，因为自己的选择一旦有某种规律性，容易被对方发现，则容易给对方可乘之机，对手可以根据这种规律性判断你的选择，从而选择具有针对性的策略，使你处于不利的地位。最终，参与人双方都会按照一定概率随机选择策略，其决策不是确定性的具体策略，而是在一些策略中随机选择的概率分布，这样的策略选择称为混合策略。原来意义上的均衡，任何参与人都不愿单独地改变策略，此时的纯策略组成的策略组合可称为"纯策略纳什均衡"。在此给出混合策略的定义。

定义3.2：在某策略式博弈 $G=\{S_1, S_2, \cdots, S_n; u_1, u_2, \cdots, u_n\}$ 中，参与人 i 的策略空间为 $S_i=\{s_{i1}, \cdots, s_{ik}\}$，在这 k 个可选策略中，参与人 i 以概率分布 $p_i=(p_{i1}, \cdots, p_{ik})$ 在其中随机地选择策略，称为一个混合策略，其中 $0 \leqslant p_{ij} < 1$ 对 $j=1, \cdots, k$ 都成立，且 $p_{i1}+\cdots+p_{ik}=1$。

二、混合策略纳什均衡

引入了混合策略的概念以后，可以将纳什均衡的概念扩大到包含混合策略的情况。对于各个参与人的一个策略组合，不管它是纯策略组成的还是混合策略组成的，只要满足各个参与人都不会想要单独偏离它的条件，就称为一个纳什均衡。如果确实是一个严格意义上的混合策略组合构成一个纳什均衡，则称为一个"混合策略纳什均衡"。纯策略可以看成混合策略的特例，即纯策略可以看作选择相应纯策略的概率为1，选择其余纯策略的概率为0的混合策略，混合策略可以看作纯策略的扩展。

三、混合策略纳什均衡的求解

以表3-7所示的两方博弈矩阵为例。

表3-7 两方博弈矩阵（二）

参与人1	参与人2	
	C	D
A	2, 3	5, 2
B	3, 1	1, 5

对该博弈用画线法分析，可以看出它不存在任何纯策略纳什均衡，在无论哪一个纯策略组合下，都有一个参与人可通过单独改变自己的策略而得到更好的收益，因此这是一个混合策略纳什均衡问题。

在本博弈中，两个参与人决策的第一个原则是不能让对方知道或者猜到自己的选择，必须在决策时保持随机性；第二个原则是他们在选择每种策略时，选择概率一定要恰好使对方无机可乘，即让对方无法通过有针对性地倾向于某一策略从而在博弈中占据上风。

假设参与人 1 选择策略 A 的概率为 p_A，选择策略 B 的概率为 p_B，参与人 2 选择策略 C 的概率为 p_C，选择策略 D 的概率为 p_D。根据上述第二个原则，参与人 1 选择两种策略 A 和 B 的概率 p_A 和 p_B 一定要使参与人 2 选择策略 C 的期望得益和选择策略 D 的期望得益相等。

$$3 \times p_A + 1 \times p_B = 2 \times p_A + 5 \times p_B$$

简化后可得 $p_A = 4p_B$，又因为 $p_A + p_B = 1$，则得到 $p_A = 0.8$，$p_B = 0.2$，这就是参与人 1 应该采取的混合策略。同理，参与人 2 选择两种策略 C 和 D 的概率 p_C 和 p_D 也应使参与人 1 选择策略 A 和策略 B 的期望得益相等，即

$$2 \times p_C + 5 \times p_D = 3 \times p_C + 1 \times p_D$$

简化后可得 $4p_D = p_C$，又因为 $p_C + p_D = 1$，则得到 $p_C = 0.8$，$p_D = 0.2$，这就是参与人 2 选择的混合策略。这样，在该博弈中，参与人 1 以 $(0.8, 0.2)$ 的概率随机选择策略 A 和策略 B，参与人 2 以 $(0.8, 0.2)$ 的概率随机选择策略 C 和策略 D。由于这时谁都无法通过改变自己的混合策略而改变得益，即通过调整概率分布来改变期望得益，因此这个混合策略组合是稳定的，是一个混合策略纳什均衡。该混合策略纳什均衡双方的期望得益分别为：

$$u_1^e = p_A \times [p_C \times u_1(A, C) + p_D \times u_1(A, D)] + p_B \times [p_C \times u_1(B, C) + p_D \times u_1(B, D)]$$

$$= p_A \times p_C \times u_1(A, C) + p_A \times p_D \times u_1(A, D) + p_B \times p_C + u_1(B, C) + p_B \times p_D \times u_1(B, D)$$

$$= 0.8 \times 0.8 \times 2 + 0.8 \times 0.2 \times 5 + 0.2 \times 0.8 \times 3 + 0.2 \times 0.2 \times 1$$

$$= 2.6$$

$$u_2^e = p_C \times [p_A \times u_2(A, C) + p_B \times u_2(A, D)] + p_D \times [p_A \times u_2(B, C) + p_B \times u_2(B, D)]$$

$$= p_C \times p_A \times u_2(A, C) + p_C \times p_B \times u_2(A, D) + p_D \times p_A + u_2(B, C) + p_D \times p_B \times u_2(B, D)$$

$$= 0.8 \times 0.8 \times 2 + 0.8 \times 0.2 \times 5 + 0.2 \times 0.8 \times 3 + 0.2 \times 0.2 \times 1$$

$$= 2.6$$

虽然单独一次博弈的结果可能是博弈矩阵中 4 个得益数组中的任何一组，但多次重复博弈后，其结果应该是双方的平均得益都为 2.6。

混合策略均衡的概念和求解方法不仅可用在上述不存在纯策略纳什均衡的博弈问题中，对于没有确定性结果的博弈，即存在多个纯策略纳什均衡的博弈，也可运用并得到求解结果。

仍以表 3-6 分级诊疗合作博弈为例，假设城市综合医院选择积极合作的概率为 $p_1(X)$，选择消极合作的概率为 $p_1(Y)$，社区医院选择积极合作的概率为

$p_2(X)$，选择消极合作的概率为 $p_2(Y)$。根据上述第二个原则，城市综合医院选择两种策略的概率 $p_1(X)$ 和 $p_1(Y)$ 一定要使社区医院选择积极合作的期望得益和选择消极合作的期望得益相等。

$$100 \times p_1(X) + 0 \times p_1(Y) = 200 \times p_1(X) + (-100) \times p_1(Y)$$

简化后可得 $p_1(X) = p_1(Y)$，又因为 $p_1(X) + p_1(Y) = 1$，则得到 $p_1(X) = 0.5$，$p_1(Y) = 0.5$，这就是城市综合医院应该采取的混合策略。同理，社区医院选择两种策略的概率 $p_2(X)$ 和 $p_2(Y)$ 也应使城市综合医院选择积极合作和消极合作的期望得益相等，即

$$200 \times p_2(X) + 0 \times p_2(Y) = 300 \times p_2(X) + (-50) \times p_2(Y)$$

简化后可得 $2p_2(X) = p_2(Y)$，又因为 $p_2(X) + p_2(Y) = 1$，则得到 $p_2(X) = \dfrac{1}{3}$，$p_2(Y) = \dfrac{2}{3}$，这就是综合医院应该采取的混合策略。这样，在该博弈中，综合医院以 $(0.5, 0.5)$ 的概率随机选择积极合作和消极合作，社区医院以 $(1/3, 2/3)$ 的概率随机选择积极合作和消极合作，这是双方各自最合理的混合策略，这两个混合策略构成了一个混合策略纳什均衡。

四、混合策略的反应函数

反应函数是一个参与人对另一个参与人的每种可能决策选择的最佳反应决策构成的函数。由于在混合策略均衡时，各参与人的决策选择为一些概率分布，因此，反应函数实际上就是一方对另一方概率分布的反应，同样，也是一定的概率分布。

以表 3-8 所示的两方博弈矩阵为例，假设存在两个参与人，每个参与人都有两个策略 X 和 Y 可以选择，双方博弈的得益数组如表 3-8 中所示。

表 3-8   两方博弈矩阵（三）

参与人1	参与人2	
	X	Y
X	-1, 1	1, -1
Y	1, -1	-1, 1

由画线法可知，该博弈不存在纯策略纳什均衡，设$(p, 1-p)$和$(\lambda, 1-\lambda)$为两个参与人随机选择各自两种策略的混合策略概率分布。在本博弈中，我们知道当参与人2选择X的概率$\lambda < 0.5$时，参与人1应选X，因为这样得多于失。当$\lambda > 0.5$时，参与人1应选择策略Y。参与人1选择策略X相当于在混合策略$(p, 1-p)$中令$p=1$，选择策略Y相当于令$p=0$。而当$\lambda = 0.5$时，对参与人1来说，p等于任何值都一样，无论采用策略X还是策略Y，得益完全相同。将以上p随着λ的变化用函数关系表达出来，得到如图3-1中所示的反应函数$p = R_1(\lambda)$。同样，我们可以得出参与人2对参与人1混合策略的函数关系，如图3-1中所示的反应函数$\lambda = R_2(p)$。

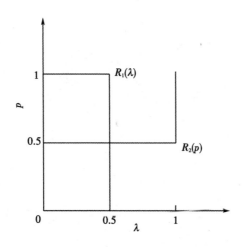

图3-1 表3-6两方博弈的反应函数图

将这两个反应函数合在一张图上，两个参与人的反应函数相交于点$(0.5, 0.5)$，即$p=0.5$，$\lambda = 0.5$，且是唯一的交点，因此，两个参与人的选择必然都是$(0.5, 0.5)$概率分布的混合策略。

五、纳什均衡的存在性

博弈理论随着社会实践的发展而不断拓展和完善，引入混合纳什均衡的目的是使纳什均衡概念可以应用于更多的博弈。我们讨论的博弈无论是纯策略纳什均衡，还是混合策略纳什均衡，都至少存在一个纳什均衡。是不是所有的博弈都存在纳什均衡呢？著名数学家纳什首先提出"均衡点"的纳什均衡概念，并且证明了在任何的有限博弈中，都存在至少一个纳什均衡。

定理 3.1(纳什定理)：在一个有 n 个参与人的标准博弈 $G = \{S_1, \cdots, S_n; u_1, \cdots, u_n\}$ 中，如果 n 是有限的，且参与人 i 的 $S_i (i=1, 2, \cdots, n)$ 是有限的，则该博弈至少存在一个纳什均衡，均衡也可能包含混合策略。

第四章 完全信息动态博弈

本章主要讨论完全信息动态博弈，这类博弈也是现实中常见的博弈类型。与完全信息静态博弈相比较，动态博弈在引入时间因素后，参与人策略选择过程、行动有先后次序，因此在表示方法、参与人利益关系、分析方法和均衡结果等方面，都与静态博弈有很大区别，就必须找到一种更适合的表述方式，这就是扩展型博弈，也称为完全信息动态博弈。

第一节 动态博弈的含义及其表示

一、动态博弈的含义

动态博弈是指这样一类博弈，博弈的参与人先后选择策略和行动，而且后行动、后选择的参与人在自己选择行动之前，可以观察到先行动参与人的策略和行动，这种博弈也称为"扩展型博弈""多阶段博弈""序贯博弈"等。

在动态博弈中，一个参与人的一次行动称为一个"阶段"，由于每个参与人在动态博弈中可能有不止一次行动，因此，在一个动态博弈中，每个参与人就可能有数个甚至许多个博弈阶段。动态博弈一般用扩展型表示。

以患者与医生的两阶段动态博弈为例，假设患者在选择医生就医时，如果不信任该医生，他可以选择其他医生或者自我治疗，这时，患者的效用为 a，医生的效用为 0；如果患者信任该医生，他将选择其为自己进行治疗，博弈就进入第二阶段。在第二阶段，医生可以选择高努力程度地工作或者低努力程度地工作，如果选择高努力程度，则可以为患者提供较高品质的服务，患者获得效用为 b，医生获得效用为 c；如果医生选择低努力程度，则为患者提供相对较低品质的服务，患者获得效用为 d，医生获得效用为 e。这是一个两阶段的动态博弈，一般采用扩展式来表述，如图 4-1 所示。

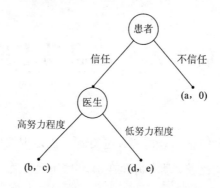

图 4-1　患者与医生的两阶段动态博弈

由图 4-1 可以看出，动态博弈应包含以下几个要素。

（1）局中人

局中人也称为博弈的参与人，如有 n 个参与人，其集合 $i=1, 2, \cdots, n$。在患者与医生的两阶段动态博弈中，两个局中人是患者和医生。

（2）行动顺序

行动顺序是关于局中人何时行动以及行动先后顺序的描述，它是动态博弈与策略性博弈的区别所在。在本博弈中，患者先行动，医生在观察到患者的行动后再采取行动。

（3）行动空间

行动是局中人在某一个特定的时点可以采取的决策，行动空间是在这一特定时点局中人可以选择的所有行动。在本博弈中，患者的行动空间为｛信任，不信任｝，医生的行动空间为｛高努力程度，低努力程度｝。

（4）信息集

指局中人在每次行动时所知道的信息，例如"自然"的状态，其他参与人的特征和行动等。

（5）得益函数

得益函数也称为支付函数，是局中人采取相应策略所获得的支付。

（6）外生事件的概率分布

外生事件的概率分布表示若干外生事件根据一定的概率分布随机选取。

二、博弈树

图 4-1 的这种表示方法也称为博弈树，博弈树把参与人可以采取的所有可能行动，参与人所有可能的结果都在树上表示出来。博弈树可以采用从上到下，也可以采用从左到右的画法，将动态博弈的决策过程以及参与人的决策都在博弈树的决策节点和枝上表示出来。

博弈树由节点和枝组成，节点又分为决策节点和末端节点，它是局中人采取行动的时点。初始节是决策节中一个特殊的节，它是整个博弈树的根，表示整个博弈的开始。例如图 4-1 中，患者的决策节就是一个初始节。终点节是博弈行动路径的终点，是博弈中最后行动的局中人采取行动后所到达的点，表示整个博弈过程的结束。每一个终点节都有一个得益向量与之相对应，一般来说，参与人的个数，就是得益向量的维数。为了表述的方便，得益向量的排列顺序一般是按照局中人第一次行动的顺序。在图 4-1 中，患者先行动而医生后行动，因此得益向量中第一个数字就是患者的支付，第二个数字就是医生的支付。如果某些局中人多次采取行动，就以他第一次行动时的顺序来作为得益向量的排列顺序。

博弈树的枝表示博弈中局中人采取的行动，用从决策节引出的直线来表示。在图 4-1 中，从初始节引出的两条直线就是两个枝，左边的枝表示患者采取信任策略，右边的枝表示患者采取不信任策略。同样，医生的两个决策节也有两个枝，分别用来表示医生的策略选择。

博弈树的枝不仅完整地描述了每一个决策节参与人的行动空间，而且给出了从一个决策节到下一个决策节的可行路径。例如，只有患者选择了信任策略，才能到达医生左边的决策节。

博弈树方法还可以描述更复杂的动态博弈，例如图 4-2 所示的"仿冒和反仿冒博弈"。

对于两个医药企业甲和乙，乙企业生产的专利药品被甲企业仿冒了，如果乙企业制止，则甲企业就停止仿冒；如果乙企业不制止，则甲企业就继续生产仿冒药品。两个医药企业在仿冒和制止仿冒的问题上，有一个各自行动和彼此收益相互依存的博弈关系，是一个动态博弈问题。假设仿冒行为最多进行两

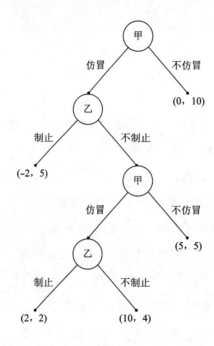

图 4-2 仿冒和反仿冒博弈

次，括号中前一个数字表示仿冒企业甲的得益，后一个数字表示被仿冒企业乙的得益。现实中还有一些博弈，由于参与人的策略是无限的，无法用扩展式来表示，此时一般是采用文字描述和数学函数表示。

第二节 子博弈精炼纳什均衡

因为在动态博弈中可能存在不可信的行动选择，纳什均衡具有不稳定性，分析动态均衡时就会出现不合理的结果。为了排除不可置信的威胁或者承诺，泽尔腾（1965）提出了子博弈完美纳什均衡的概念，简称子博弈完美均衡。这种均衡要求均衡策略在每一个信息集上都是最优的，都是对于对手策略的最佳反应，避免了局中人利用非最佳反应策略实施不可置信威胁或者承诺的情况。下面先介绍子博弈的概念，再介绍子博弈完美纳什均衡。

一、子博弈的含义

定义 4.1：由一个动态博弈第一阶段以外的某个阶段开始的后续阶段构成，

必须有初始信息集，且具备进行博弈所需要的各种信息，既是原博弈的一部分又能够自成一个博弈，所以称为原来动态博弈的一个"子博弈"。

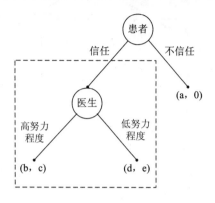

图 4-3　动态博弈子博弈

在图 4-3 中，初始信息集是患者信任医生，且参与人医生有所需要的关于得益的信息，因此这是一个子博弈，如图中虚线框所示。

二、逆推归纳法

在前面讨论的动态博弈中，先行动的参与人在选择自己的策略时，总是要考虑后行动的参与人在后面的阶段中怎样选择策略，所以动态博弈往往首先需要关注后面的阶段或子博弈。按照这种思路求解，得到动态博弈的解法之一：逆推归纳法。

以图 4-4 仿冒和反仿冒博弈的两级子博弈为例，两个虚线框代表两个子博弈。在最后的子博弈中，医药企业甲在"仿冒"和"不仿冒"中会选择"仿冒"，因为 10>5，如图 4-4 所示；这时医药企业乙会在"制止"和"不制止"中选择"制止"，因为 5>4，如图 4-5 所示；回到第一阶段，医药企业甲会选择"不仿冒"，因为 0>-2，如图 4-6 所示。

用逆推归纳法导出的动态博弈的结果，是由各个阶段参与人所采取的行动依次构成，在本博弈中结果为{不仿冒，制止}。由于甲在第一阶段选择"不仿冒"，后面的第二、三两个阶段就没有必要进行下去了，但是由于第二阶段乙选择"制止"，它是保证第一阶段甲选择"不仿冒"的关键，所以乙的策略选择中必须包含这个行为。

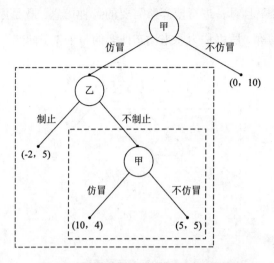

图 4-4　仿冒和反仿冒博弈的两级子博弈

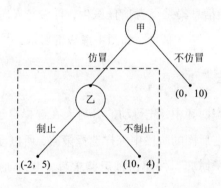

图 4-5　仿冒和反仿冒博弈——逆推第一步

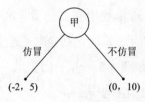

图 4-6　仿冒和反仿冒博弈——逆推第二步

逆推归纳法是从位置在最后决策节的子博弈开始，求出相应参与人的最优选择，然后在给定这种选择的情况下，倒推至该节点的前一个节点，同样求出相应参与人的最优选择。依次向前倒推，直至初始节点。

注意：逆推归纳法只适用于完全且完美信息的动态博弈。

三、子博弈完美纳什均衡

有了子博弈的概念，就可以对动态博弈的纳什均衡概念进行精炼，这就是子博弈完美纳什均衡。它一方面必须满足纳什均衡，从而具有策略的稳定性；另一方面，又不能包含任何不可置信的威胁和承诺。下面给出子博弈完美纳什均衡的定义。

定义 4.2：如果动态博弈中各个参与人的策略组合是原博弈上的纳什均衡，同时子博弈内的策略组合是每个子博弈的纳什均衡，则称该策略组合为"子博弈完美纳什均衡"。

"子博弈完美纳什均衡"是分析动态博弈的重要概念，而逆推归纳法是寻找动态博弈的子博弈完美纳什均衡的基本方法。如果该策略组合在所有子博弈中都构成纳什均衡，自然也就排除了不可置信的威胁和承诺，而排除了不可置信的威胁或者承诺，也就意味着每个阶段参与人的选择都是按照最大利益原则决策的，因此在每个子博弈中都只能采用纳什均衡的策略或者行为选择。

现在我们以典型的讨价还价博弈为例，分析如何得到其子博弈完美均衡结果。

假设有两个参与人就如何对某种收益的分配来讨价还价，为了便于分析，假定分配的收益为 1。双方制定了这样的规则：首先在第一阶段，由参与人 1 提出一个分配比例 x_1，参与人 1 得到 x_1，参与人 2 得到 $1-x_1$；对此方案，参与人 2 可以接受也可以拒绝，这时博弈进入第二阶段，如果参与人 2 选择拒绝，则他自己应提出一个方案即分配比例 x_2，对方得到 x_2 而自己得到 $1-x_2$；然后博弈进入第三阶段，参与人 1 选择接受或者拒绝，如果参与人 1 选择拒绝，则他自己应提出一个方案即分配比例 x，自己得到 x 而对方得到 $1-x$。如此循环下去，在这个循环过程当中，只要有任何一方接受对方提出的方案，则博弈到此结束，如果方案被拒绝，则需要拒绝的一方再提出新的方案来讨价还价。

由于谈判费用和利息损失，谈判每进行一个回合，双方的得益要打一个折扣，设折扣率为 $\delta(0<\delta<1)$，也称为折扣因子或者消耗系数。如果限制该讨价还价博弈只能进行三个阶段，即到第三阶段，参与人 2 必须接受参与人 1 提出的

方案，这就是一个三阶段讨价还价博弈，如图4-7所示。

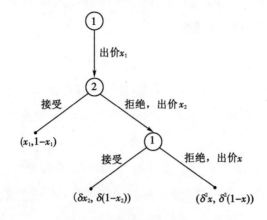

图4-7 三阶段讨价还价博弈

根据逆推归纳法，首先分析博弈的第三阶段，参与人1提出的方案，参与人2必须接受，参与人1可以选择$x=1$，也就是自己独得这份收益。如果博弈进行到第三回合，双方得益的现值分别为$\delta^2 x$和$\delta^2(1-x)$。

现在回到博弈的第二阶段参与人2的选择，如果参与人2提出的方案使参与人1的得益小于第三阶段的得益，参与人1一定会拒绝参与人2在这一阶段提出的方案，博弈会进行到第三阶段。参与人2提出的方案既要让参与人1接受，又要使自己的得益比在第三阶段的得益要大。参与人1的得益$\delta x_2 = \delta^2 x$，即$x_2 = \delta x$，参与人2的得益$\delta(1-\delta x) = \delta - \delta^2 x$。因为$0<\delta<1$，该得益要大于第三阶段的得益$\delta^2(1-x)$。

最后回到第一阶段参与人1的选择，他在一开始就知道自己在第三阶段的得益是$\delta^2 x$，也知道第二阶段参与人2的策略。参与人1在第一阶段的最优方案就是$1-x_1 = \delta - \delta^2 x$，即$x_1 = 1-\delta+\delta^2 x$，是这个博弈的子博弈完美纳什均衡，此时双方的得益分别为$1-\delta+\delta^2 x$和$\delta-\delta^2 x$。

四、逆推归纳法的不足

在动态博弈中，逆推归纳法是求解纳什均衡的核心方法，但是逆推归纳法也有自身严重的弱点。

首先逆推归纳法只能求解明确设定的博弈问题，要求博弈的信息完全并且完备，即每一个参与人都拥有其他参与人的特征、策略以及得益函数等的准确信息。且后行动的参与人可以观测到先行动的参与人的行动。然而，现实中这样的条件很难完全具备。其次，逆推归纳法也不能分析比较复杂的动态博弈，逆推归纳法是从动态博弈的最后阶段开始，然后对每种可能路径进行比较，因此适用范围是人们有能力进行比较判断的选择路径数量，包括数量不大的离散策略，或者有连续得益函数的连续分布策略。如果一些复杂且真实存在的博弈模型不能被简化分析，将无法应用逆推归纳法。另外，在遇到两条路径利益相同的情况时，逆推归纳法会发生选择困难，对于两种无差异的行为，无法确定唯一的最优路径，导致过程在这里中断。逆推归纳法对参与人的理性要求非常高，不仅要求所有的局中人都有高度的理性，不允许犯任何错误，而且要求所有的参与人相互了解和信任对方的理性，对理性有相同的了解，或者进一步有"理性的共同知识"。但是，现实中的决策者有相当大的理性局限，也必然会犯错误，很难保证逆推归纳法得出的结论与参与人的行为一致。

由此可见，在运用逆推归纳法时要注意其适用范围，尽管逆推归纳法有一定的局限性，但仍然是求解动态博弈的有力工具。

第三节 重复博弈

前面讨论的博弈，大多是建立在博弈进行一次的情况下，在此基础上分析讨论得益结果的可能性及策略选择。但是博弈如果重复进行多次，参与人的行为及其结果却不一定是基本博弈的简单重复，与一次博弈的情况有很大差别，得出的结果也有很大的差异。重复博弈是由基本博弈重复进行所构成的博弈过程，可以看成一个动态过程，但是重复博弈和动态博弈有很大的不同，动态博弈是一个阶段和下一个阶段紧密相连，彼此相关，但重复博弈的每个阶段是独立的，后面的阶段不受前面阶段的影响，信誉和信任等因素在其中左右参与人的再次博弈。每个参与人不仅要关心其近期的得益状况，还要关注长期的得益情况，以期在未来得到更大的收益。

一、重复博弈的基本概念

重复博弈是指以一次性的静态博弈，或者动态博弈为基本博弈来反复进行的过程，一般按照博弈的次数可分为有限次重复博弈和无限次重复博弈。

1. 重复博弈的定义

定义 4.3：给定一个基本博弈 G，G 可以是静态博弈，也可以是动态博弈，重复进行 T 次 G，并且在每次重复 G 之前，各个参与人都能观察到以前博弈的结果。这样的博弈过程称为 G 的一个"T 次重复博弈"，记为 $G(T)$。G 称为 $G(T)$ 的原博弈，$G(T)$ 的每次重复称为 $G(T)$ 的一个阶段。

通常的重复博弈是在基本博弈的基础上重复多次，这种由基本博弈的有限次重复构成的重复博弈为"有限次重复博弈"。如果一个基本博弈无限次重复博弈下去，这样的重复博弈称为"无有限次重复博弈"。

2. 重复博弈的策略和均衡路径

重复博弈可以看作特殊的动态博弈，在动态博弈中，参与人的行动是有先后次序的，后行动的参与人可以根据前面博弈进行的情况，选择确定对自己最有利的下一步策略行动，这种策略称为依存策略或者相机策略。在重复博弈中，参与人初次博弈时，互相试探，先采取合作策略，如果发现对方采取不合作策略，也会采取不合作策略来报复对方，这种情况下的策略称为触发策略。在一个博弈中，只要对方一直采用合作策略，该参与人也会一直采用合作策略；当对方在某一阶段采用不合作策略，则触发该参与人在后面的博弈中采用不合作策略，或者永远不合作，以此来惩罚对方。冷酷策略和礼尚往来策略也都属于触发策略范畴。

参与人在博弈中，会根据博弈的具体情况、对手的特征、得益多少等，综合分析判断，以选择对自己最有利的策略。

动态博弈的路径和各参与人的一系列策略组合相对应，路径是由各个阶段参与人的行动依次连接而成，均衡策略组合则对应一条均衡路径。重复博弈的所有参与人在每个阶段都有自身的行为策略，路径是由这些策略组合串联而成。因此，对应于上一阶段的每一种得益结果，下一阶段就有原博弈全部策略组合数那么多种可能的结果，呈几何级数增长。如原博弈有 m 种策略组合，重复两次就有 m^2 条博弈路径，重复 T 次就有了 m^T 条博弈路径，要是重复的次数较多，则路径数会非常大。在这些路径中找出具有稳定性的均衡路径，是重复博弈要解决的问题。

3. 重复博弈的得益

重复博弈中每个阶段都有得益，参与人策略选择的依据都是得益的大小。重复博弈的得益与一次性博弈有所不同，因为它们每个阶段本身就是一次博弈，各个参与人都有自身得益。重复博弈中参与人的策略选择，不是只考虑本阶段的得益，还必须兼顾其他阶段的得益，即会考虑整个重复博弈过程得益的总体状况。

重复博弈的总得益有两种计算方法，一种是将每次博弈的得益相加，得到总得益；另一种总得益被博弈的重复次数平均，称为各阶段的平均得益。因为重复博弈的每次博弈在时间上有先后次序，需要考虑每次博弈的得益在时间上的先后。由于心理因素和资金时间价值上的原因，不同时间所获得的单位收益对参与人的价值是有差异的，解决这个问题的方法是引入贴现系数。贴现是将后一阶段得益换算成当前阶段得益，一般可以根据利率来计算，公式为 $\delta = 1/(1+\gamma)$，γ 是以一阶段为期限的市场利率。

对于一个 T 次重复博弈的某个参与人，在某一均衡路径下各阶段的得益分别为 π_1，π_2，$\cdots$，π_T，则考虑时间价值的重复博弈总得益现值为：

$$\pi = \pi_1 + \delta\pi_2 + \delta^2\pi_3 + \cdots + \delta^{T-1}\pi_T = \sum_{t=1}^{T}\delta^{t-1}\pi_t \qquad (4\text{-}1)$$

在重复次数较少、每次重复的时间间隔不长、利率和通货膨胀率也较低的情况下，可以用算术和近似代替有限次重复博弈的总得益。

若在无限次重复博弈的一条路径下，某个参与人各阶段的得益分别为 π_1，π_2，$\cdots$，那么无限次重复博弈总得益现值为：

$$\pi = \pi_1 + \delta\pi_2 + \delta^2\pi_3 + \cdots = \sum_{t=1}^{\infty}\delta^{t-1}\pi_t \qquad (4\text{-}2)$$

如果不考虑贴现因素，可以定义平均得益如下：

定义：如果一常数 $\bar{\pi}$ 是重复博弈各个阶段的得益，能产生与得益序列 π_1，

π_2，… 相同的现值，则称 $\overline{\pi}$ 为 π_1，π_2，… 的平均得益。

对于无限次重复博弈，必须要考虑贴现问题，如果无限次重复博弈每阶段的得益都是 $\overline{\pi}$，现值为 $\overline{\pi}/(1+\delta)$。设每个阶段的得益为 π_1，π_2，…，现值为：

$$\sum_{t=1}^{\infty} \delta^{t-1} \pi_t \tag{4-3}$$

这样得到计算无限次重复博弈的平均得益：

$$\pi = (1-\delta) \sum_{t=1}^{\infty} \delta^{t-1} \pi_t \tag{4-4}$$

二、有限次重复博弈

与无限次重复博弈相比，有限次重复博弈要更普遍一些，一些无限次重复博弈分析时可以转化为有限次重复博弈，因此首先考虑有限次重复博弈。对于重复次数较少，时间间隔有限，可以不考虑时间价值的贴现问题。

1. 医院设备竞赛博弈情况

表 4-1 所示为医院设备竞赛博弈，"购买"是双方的严格优势策略，纳什均衡的结果是双方各自得到 100 万美元，如果他们都选择"不购买"，双方的情况都会好转，各自得到 150 万美元。

表 4-1　　　　　　　　　　　医院设备竞赛博弈

医院 A	医院 B	
	购买	不购买
购买	100, 100	200, -50
不购买	-50, 200	150, 150

在医院设备竞赛博弈中，如果参与人都采用某个策略，使得双方的得益情况变得好一些，我们称这样的策略为合作策略，在该博弈中策略选择为"不购买"。如果博弈双方不合作，希望以此为自身获得较大收益，在该博弈中策略选择为"购买"。

将表 4-1 中医院设备竞赛的两次重复博弈理解为参与人两次选择的机会，重复博弈的全过程是一次动态博弈过程，总得益是两个阶段各自得益的总和。

应用逆推归纳法来分析这个重复博弈，在第二次重复博弈时的纳什均衡依然是｜购买，购买｜，双方的得益都是 100 万美元。回到第一阶段，因为参与人双方第二阶段的纳什均衡是｜购买，购买｜，双方的得益都是 100 万美元。根据重复博弈的得益计算方法，两次重复博弈的总得益是在第一次博弈的基础上各加上100 万美元。两次重复的医院设备竞赛博弈如表 4-2 所示。

表 4-2　重复医院设备竞赛博弈的等价博弈

医院 A	医院 B	
	购买	不购买
购买	200, 200	300, 50
不购买	50, 300	250, 250

这个博弈的纳什均衡是｜购买，购买｜，参与人双方的得益为（200，200），两次重复博弈的结果只是一次医院设备竞赛博弈的简单重复。根据上述分析方法，无论这类博弈重复多少次，其结果都是一样的，每次重复都采用原博弈的唯一纯策略纳什均衡，这也是重复博弈唯一的子博弈完美纳什均衡路径。在该均衡中，各个参与人的策略选择剔除了不可置信的威胁和承诺，虽然博弈中存在潜在的合作策略，但只要参与人策略互动关系的时间有限，有限次重复博弈的合作有确定的时间，合作策略不会出现，参与人双方都会采取不合作策略。在理性人假设之下，重复博弈的结果仍然是参与人在各个阶段的短期利益，即每次博弈中都会采取不合作策略，可归纳为如下一般性定理。

定理 4.1：设原博弈 G 有唯一的纯策略纳什均衡，则对任意的正整数 T，重复博弈 $G(T)$ 有唯一的子博弈完美纳什均衡，即各参与人每个阶段都采用 G 的纳什均衡策略。各参与人在 $G(T)$ 中的总得益为在 G 中得益的 T 倍，平均得益等于原博弈 G 中的得益。

2. 医药市场博弈情况

原博弈存在唯一的纯策略纳什均衡，其重复博弈不过是原博弈的简单重复，重复博弈的子博弈完美纳什均衡就是每次重复所采用的原博弈的纳什均衡。但是如果重复博弈的原博弈有多于一个的纯策略纳什均衡，情况就可能发生变化。我们以有两个纯策略纳什均衡的博弈为例来说明。

假设生产同类药品的两家企业，面临两个市场机会 A 和 B，但每个药企只能选择一个市场发展，他们都有 A 和 B 两个可选策略，如表 4-3 医药市场博弈的得益情况，从静态的一次性博弈分析，有两个纯策略纳什均衡{A，B}和{B，A}，还有一个混合策略的纳什均衡{(1/2，1/2)，(1/2，1/2)}。现在将博弈作为基本博弈，进行两次重复博弈，有许多条重复博弈的均衡路径都是子博弈纳什均衡。其中，参与人双方轮流去不同市场的策略，通常称为"轮换策略"。

表 4-3　　　　　　　　　　　　医药市场博弈

药企甲	药企乙	
	A	B
A	3，3	1，4
B	4，1	0，0

对应于不同的子博弈完美纳什均衡，参与人双方的得益有很大的差别。连续两次采用同一个纯策略纳什均衡的路径，参与人双方平均得益为(1，4)和(4，1)；两次采用混合策略纳什均衡时，双方平均得益为(2，2)；采用轮换策略时，双方的平均得益为(2.5，2.5)；两次重复策略时，一次采用纯策略，一次采用混合策略，双方的平均得益为(1.5，3)和(3，1.5)。从博弈的结果来看，最佳的应该是{A，A}，此时双方得益为(3，3)。

将重复博弈各自的每阶段平均得益，以及原博弈纳什均衡的得益，都在平面坐标图上表示出来，如图 4-8 所示，对不同的子博弈完美纳什均衡路径进行比较。重复博弈使得博弈的情况变得更为复杂多样，出现许多可能性结果，但与最佳结果{A，A}还是有一定的差距。

上述分析具体的重复博弈所得到的结论，可以由"民间定理"给出，民间定理也称为"无名氏定理"。

定理 4.2： 设原博弈的一次性博弈中，有均衡得益数组优于 w，那么在该博弈的多次重复中，所有不小于个体理性得益的可实现得益，都至少有一个子博弈完美纳什均衡的极限的平均得益来实现它们（见图 4-9）。其中假设参与人 i 在一次性博弈中最差的均衡得益为 w_i，w 表示 w_i 构成的均衡数组。

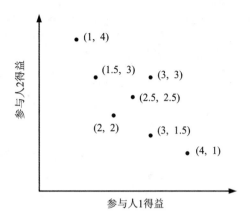

图 4-8 两次重复博弈的平均得益

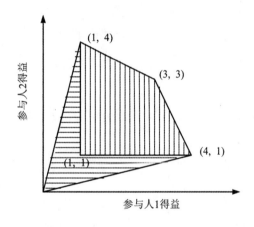

图 4-9 两次重复博弈的民间定理

上述定理之所以称为"民间定理",是因为有人正式证明并发表之前,就已经是众所周知并当作当然成立了。

三、无限次重复博弈

在有限次数的重复博弈中,即使参与人有潜在的合作意向,由于重复次数有限,无法达到优化的结果,双方都不会采取合作的策略。但如果重复的次数不断地增加,以至于重复是无限的,情况将会发生很大的变化。

1. 医院设备竞赛博弈情况

在有限次数的重复博弈中，参与人双方都会采取不合作策略，｛购买，购买｝是子博弈完美纳什均衡结果。假定博弈重复无限多次，如果参与人有无限的耐心，｛不购买，不购买｝是一个子博弈精炼纳什均衡结果。

在此考虑"冷酷策略"，也称为"触发策略"，指任何参与人的一次性不合作将触发永远的不合作。在第一阶段双方如果都采取合作策略，试探并观察对方的合作诚意，一方合作，另外一方也合作；如果一方不合作，另外一方将采用永久惩罚的"冷酷策略"，即永久不合作。考虑不同阶段的时间价值，令 δ 为贴现因子。

如果参与人 i 在某个阶段选择购买，他在该阶段得到 200 的支付，但会触发对方永远采用"购买"策略，随后每个阶段的支付都是 100，如果下列条件满足，给定一方选择不购买，另外一方也会选择不购买。

$$200 + 100 \times \delta + 100 \times \delta^2 + \cdots \leqslant 150 + 150 \times \delta + 150 \times \delta^2 + \cdots$$

即

$$200 + 100 \times \frac{\delta}{1-\delta} \leqslant 150 + 150 \times \frac{\delta}{1-\delta}$$

得到

$$\delta \geqslant 0.5$$

因此，当 $\delta \geqslant 0.5$ 时，针对触发策略，一方采用不购买策略，另外一方也会采用不购买策略。这个触发战略对参与人双方都是触发战略，是无限次重复博弈的纳什均衡结果。

2. 无限次重复博弈的民间定理

一些基本博弈存在潜在的合作倾向，在一次性和有限次重复博弈中无法实现，而在无限次重复博弈的情况下是可能会实现的。对于存在唯一纯策略纳什均衡的基本博弈，无限次重复博弈的民间定理如下。

定理 4.3： 设 G 是一个完全信息的静态博弈，用 $(e_1, \cdots, e_n)$ 表示 G 的纳什均衡得益，用 $(x_1, \cdots, x_n)$ 表示 G 的任意可实现得益。如果 $x_i > e_i$ 对任意参与人 i 都成立，而 δ 足够接近 1，那么无限次重复博弈 $G(\infty, \delta)$ 中，一定存在一个子博弈完美纳什均衡，各参与人的平均得益就是 $(x_1, \cdots, x_n)$。

第五章 不完全信息静态博弈

第三章和第四章中的例子有一个共同的特点,就是局中人拥有完全信息,博弈双方都知道对方的支付函数,也知道对方是理性的,同时,每个参与人知道对方知道自己了解上述信息。这种情况对局中人的要求是相当高的,近乎完美的博弈状态在现实中很难出现,更容易见到的是信息不完全的状态。这种信息不完全的博弈被称为不完全信息博弈,因为对这类博弈在研究中用到了贝叶斯法则,所以不完全信息博弈又称为贝叶斯博弈。

第一节 静态贝叶斯博弈

一、暗标拍卖的例子

现实社会经济活动中的许多静态博弈关系都具有不完全信息的特征,一个典型的例子就是暗标拍卖。暗标拍卖有这样几个基本特征:一是密封递交标书;二是统一时间公正开标;三是标价最高者以所报标价中标。在暗标拍卖过程中,由于各投标者一般只知道自己对拍卖标的估价,不知道其他投标者的估价,同时,每个投标者只知道自己拍得标的物的得益,而不知道其他投标者的得益,最多只能根据一般情况或者以往的经验,进行大致的判断。由于暗标拍卖时每个投标者的标书是密封递交的,投标者在决定自己的标价之前,是不知道其他投标者的标价的。这类博弈问题可以看作各参与人同时决策的静态博弈问题,是一个不完全信息静态博弈。

二、静态贝叶斯博弈的一般表示

完全信息静态博弈的一般表达式是 $G = \{S_1, \cdots, S_n; u_1, \cdots, u_n\}$,其中 S_i

是参与人 i 的策略空间，u_i 是参与人 i 的得益函数。在完全信息静态博弈中，一个参与人的一个策略就是一次选择或一个行为，如果我们用 a_i 表示参与人 i 的一次策略选择或一个行为，而用 A_i 表示他的行为空间，A_i 是全部可能的 a_i 构成的集合。完全信息静态博弈可以表示为 $G=\{A_1,\cdots,A_n;u_1,\cdots,u_n\}$，其中 $u_i=u_i(a_1,\cdots,a_n)$ 是各个参与人知晓的信息，即当 $(a_1,\cdots,a_n)$ 确定以后，u_i 也就随之确定了，是公开的大家都知道的信息。但是，在静态贝叶斯博弈中，关于得益的信息并不是全部公开的，至少有一部分参与人的得益是他们自己的私人信息，需要通过静态贝叶斯博弈准确反映出来。

对上述完全信息静态博弈的表达式做进一步的发展，关键的问题是在这种博弈中，如何反映各参与人虽然完全清楚自己的得益函数，但却无法确定其他参与人得益函数的特征。为了解决这个问题，考虑采用这样的前提和思路：某些参与人虽然不能确定其他参与人在一定策略组合下的得益，但至少知道其他参与人的得益有哪几种可能的结果，而哪种可能的结果会出现，取决于其他参与人属于哪种"类型"。这里的"类型"是指参与人自己清楚而其他参与人并不完全清楚的私人内部信息、相关情况或者数据等，如拍卖问题中对标的的股价。这里用 t_i 表示参与人 i 的类型，用 T_i 表示参与人 i 的类型空间，也就是全部可能类型的集合，$t_i \in T_i$，则我们可以用 $u_i=u_i(a_1,\cdots,a_n,t_i)$ 来表示参与人 i 在策略组合 $(a_1,\cdots,a_n)$ 下的得益。在这个得益函数中，含有一个反映参与人类型的变量 t_i，其取值是参与人 i 自己知道而其他参与人并不清楚的，可以反映静态贝叶斯博弈中信息不完全的特征。因此，静态贝叶斯博弈的一般表达式为：

$$G = \{A_1,\cdots,A_n;T_1,\cdots,T_n;u_1,\cdots,u_n\} \qquad (5\text{-}1)$$

其中，A_i 表示参与人 i 的行为空间或者策略空间，T_i 表示参与人 i 的类型空间，参与人 i 的得益 $u_i=u_i(a_i,\cdots,a_n,t_i)$ 是策略组合 $(a_1,\cdots,a_n)$ 和类型 t_i 的函数。

上述方法实际上是将博弈中某些参与人对其他参与人得益的不了解，转化成对这些参与人"类型"的不了解。经过这种转化，我们在分析不完全信息静态博弈的时候，必须注意各个参与人的策略组合以及各自的"类型"。

三、海萨尼转换

对于静态贝叶斯博弈的分析，在前述将对得益的不了解转化为对类型不了解思路的基础上，海萨尼（1967）提出了一种将不完全信息静态博弈转化为完全但不完美信息动态博弈的思路，被称为"海萨尼转换"，具体方法如下。

① 引入一个名为"自然"的虚拟参与人，可称为参与人0，其作用是为每个参与人抽取他们的类型，抽取的这些类型构成向量 $t=(t_1,\cdots,t_n)$，其中 $t_i\in T_i$，$i=1,\cdots,n$。

② 这个名为"自然"的参与人让每个实际的参与人知道自己的类型，但不让全部或者部分的参与人知道其他参与人的类型。

③ 在此基础上，原来的静态博弈照常进行，各个实际的参与人同时从各自的行动空间中选择行动方案 $a_1,\cdots,a_n$。

④ 除了作为"自然"的参与人0，其他参与人各自取得得益 $u_i=u_i(a_1,\cdots,a_n,t_i)$，其中 $i=1,\cdots,n$。

经过上述转换的博弈是一个完全且不完美信息的动态博弈，但是本质上与原来的静态博弈是一致的。之所以称为动态博弈，是因为这个博弈有两个阶段的选择。第一个阶段是作为"自然"的参与人选择阶段；第二个阶段是实际参与人1，$\cdots$，n 同时选择阶段。在动态博弈第一阶段，n 个参与人清楚"自然"为自己选择的类型，但是却不清楚"自然"为其他参与人选择的类型，因此对参与人0的选择没有完美信息，该博弈是一个不完美信息动态博弈。在第二阶段利用假设的参与人0，"自然"的选择方向或者路径代表实际参与人的类型或者类型组合，则在包括"自然"的选择路径$(t_1,\cdots,t_n)$ 和各参与人策略组合 $(a_1,\cdots,a_n,t_i)$ 下，参与人的得益是确定的和大家都知道的，其中 $a_1,\cdots,a_n$ 都是$(t_1,\cdots,t_n)$ 的函数，$a_i=a_i(t_1,\cdots,t_n)$，u_i 实际上不仅是 t_i 的函数，而且是类型向量$(t_1,\cdots,t_n)$ 的函数，因此这又是一个完全信息动态博弈。由此得出，海萨尼转换①~④条所描述的，就是一个完全且不完美信息的动态博弈，不完美信息是指"自然"做出了他的选择，但其他参与人并不知道"自然"的具体选择是什么，仅仅知道其选择的概率分布。博弈有两个阶段，后一个阶段参与人同时选择。通过海萨尼转换，不完全信息博弈可以被分析，静态贝叶斯博弈问题也就得到解决。

第二节 贝叶斯纳什均衡

一、贝叶斯纳什均衡的定义

虽然通过海萨尼转换后，静态贝叶斯博弈可以变化为完全且不完美信息的动态博弈，但因为静态贝叶斯博弈转化成的是特殊类型的、两阶段有同时选择的不完美信息动态博弈，有自己专门的分析方法和均衡概念，分析时更有效率。为了定义贝叶斯纳什均衡的概念，首先定义此类博弈中参与人的策略空间。在完全信息的静态博弈中，该参与人的一个策略是该参与人的一个选择，而在动态博弈中，参与人的一个策略是关于参与人的一个完整计划，也即参与人在每个可能轮到选择的节点处如何选择的计划。在给定的静态贝叶斯博弈中，先由"自然"选择各个参与人的类型，在此博弈中实际参与人的一个策略是针对自己各种可能的类型做出相应选择的完整计划。具体定义如下：

定义 5.1：在静态贝叶斯博弈 $G=\{A_1, \cdots, A_n; T_1, \cdots, T_n; p_1, \cdots, p_n; u_1, \cdots, u_n\}$ 中，参与人 i 的一个策略就是一个函数 $S_i(t_i)$，对于"自然"选择的各种类型 $t_i(t_i \in T_i)$，$S_i(t_i)$ 是每一种类型的函数，参与人 i 也会相应地从自己的行动空间 A_i 中选择行动 a_i。

有了静态贝叶斯博弈中对参与人策略的定义，纳什均衡的概念进一步推广到该类博弈，就可以定义贝叶斯纳什均衡了，每一个参与人的策略必须是其他参与人策略的最优反应。下面给出贝叶斯纳什均衡较为正式的定义：

定义 5.2：在静态贝叶斯博弈 $G=\{A_1, \cdots, A_n; T_1, \cdots, T_n; p_1, \cdots, p_n; u_1, \cdots, u_n\}$ 中，如果对任意一个参与人 i 和他的每一种可能的类型 $t_i \in T_i$，$S_i^*(t_i)$ 满足 $\max\limits_{a_i \in A_i} \sum\limits_{t_{-i}} \{u_i[S_1^*(t_1), \cdots, S_{i-1}^*(t_{i-1}), a_i, S_{i+1}^*(t_{i+1}), \cdots, S_n^*(t_n); t_i]p(t_{-i} | t_i)\}$，则策略组合 $S^*=(S_1^*, \cdots, S_n^*)$ 是 G 的一个（纯策略）贝叶斯纳什均衡。

定义 5.2 中求最大值的和是对 t_{-i} 求和，即对其他参与人的各种可能的类型组合求和，"纯策略"的意义与完全信息静态博弈相同。当静态贝叶斯博弈中参与人的一个策略组合是贝叶斯纳什均衡，没有参与人愿意改变自己的策略，即使这种改变只涉及一种类型下的一个行动。

贝叶斯纳什均衡是分析静态贝叶斯博弈的核心概念,对于一个有限静态贝叶斯博弈[即 n 是有限的,$(A_1, \cdots, A_n)$ 和 $(T_1, \cdots, T_n)$ 都是有限集],理论上存在一个贝叶斯纳什均衡,也包括采用混合策略的情况。

二、暗标拍卖

现在用贝叶斯纳什均衡的思想,讨论前面提到的暗标拍卖问题。基本的暗标拍卖规则是各个投标人密封标书投标,统一时间开标,标价最高者中标。如果出现标价相同的情况,则用抛硬币或者类似的方法决定中标者。假设只有两个投标人,分别为参与人 1 和参与人 2,两个参与人对商品的估价分别为 v_1 和 v_2,每个参与人 i 付出价格 p 拍得商品,其收益为 v_i-p。两个参与人对商品的估价 v_1 和 v_2 相互独立,服从[0,1]区间上的均匀分布。投标价格不能为负值,双方同时给出各自的投标价格,出价较高的一方得到商品,另一方的收益和支付为 0。每一个参与人知道自己的估价和另一方估价的概率分布,两个参与人都是风险中性的。为了将上述问题转化为标准的静态贝叶斯博弈,必须确定两个参与人的行动空间、类型空间、各自的判断以及收益函数。参与人 1 的行动是给出一个非负的投标价格 b_i,其类型就是他的估价。尽管理论上参与人可以选择任何非负数作为标价,其行动空间为[0,∞),但如果考虑参与人不会报出比自己估价更高的标价,其行动空间为[0,1],其类型空间也就是估价的可能取值空间[0,1]。参与人的实际类型只有他自己知道,另一方只知道对方的类型是[0,1]上的均匀分布,即对方的估价取[0,1]中任何数值的机会均等。最后,参与人 i 的收益函数为:

$$u_i(b_1, b_2; v_1, v_2) = \begin{cases} v_i - b_i, & b_i > b_j \\ (v_i - b_i)/2, & b_i = b_j \\ 0, & b_i < b_j \end{cases} \quad (5\text{-}2)$$

在式(5-2)中,当 $i=1$ 时,$j=2$;当 $i=2$ 时,$j=1$。上述得益函数有三种情况,第一种情况是参与人 i 的标价高于另一方而中标时的得益;第二种情况是两个参与人的标价相同,通过抛硬币决定谁中标,此时参与人 i 中标的机会有一半,得益为 $(v_i-b_i)/2$;第三种情况是参与人 i 的标价低于对方,由对方中标,此时参与人既没有得到也没有失去，其得益为0。

分析静态贝叶斯博弈必须要找到贝叶斯纳什均衡，为了推导得出贝叶斯纳什均衡，首先构建参与人的策略空间。在静态贝叶斯博弈中，参与人的策略是根据类型决定行为的函数关系，在本博弈中，参与人 i 的一个策略就是函数关系 $b_i(v_i)$，所有可能的函数关系 $b_i(v_i)$ 的集合构成参与人 i 的策略空间。如果策略组合 $[b_1(v_1)，b_2(v_2)]$ 是贝叶斯纳什均衡，则参与人1的策略 $b_1(v_1)$ 和参与人2的策略 $b_2(v_2)$ 应该相互是对对方的最佳反应。具体来说，就是对每个参与人 i 的每个类型 $v_i \in [0，1]$，$b_i(v_i)$ 都满足：

$$\max_{a_i \in A_i}[P\{b_i > b_j\} \times (v_i - v_b) + P\{b_i = b_j\} \times (v_i - v_b)/2] \qquad (5\text{-}3)$$

在式（5-3）中 $b_i = b_i(v_i)$，$b_j = b_j(v_j)$，$i，j = 1，2$。

鉴于参与人策略空间中的策略非常多，贝叶斯纳什均衡的策略组合也会有许多，要找出博弈的全部贝叶斯纳什均衡往往很困难，甚至是不可能的。因此，我们将参与人的策略限制在线性函数的范围之内，或者是由线性函数构成的部分策略空间。假设 $b_1(v_1)$ 和 $b_2(v_2)$ 都是线性函数，存在 $b_1(v_1) = a_1 + c_1 v_1$ 和 $b_2(v_2) = a_2 + c_2 v_2$，其中 $a_1 < 1$，$a_2 < 1$，$c_1 \geq 0$，$c_2 \geq 0$。在拍卖活动中，人们的报价与估价成线性正相关关系。

设参与人 j 的策略为 $b_j(v_j) = a_j + c_j v_j$，则对任意给定的 v_i，参与人 i 的最佳反应满足：

$$\max_{b_i}[P(b_i > a_j + c_j v_j\} \times (v_i - b_i) + P\{b_i = b_j\} \times (v_i - b_i)/2] \qquad (5\text{-}4)$$

因为 v_j 服从均匀分布，$b_j = b_j(v_j) = a_j + c_j v_j$ 也服从均匀分布，因此 $P\{b_i = b_j\} = 0$。参与人 i 的投标价应高于参与人 j 最低的可能投标价格，否则没有意义，同时应低于参与人 j 最高的可能投标价格，所以有 $a_j \leq b_i \leq a_j + c_j$，上式则变为：

$$\max_{b_i}[P\{b_i > a_j + c_j v_j\} \times (v_i - b_i)]$$

$$= \max_{b_i}\left[P\left\{v_j < \frac{b_i - a_j}{c_j}\right\}(v_i - b_i)\right]$$

$$= \max_{b_i}\left[\frac{b_i - a_j}{c_j}(v_i - b_i)\right] \qquad (5\text{-}5)$$

则得到一阶条件为：

$$b_i = \frac{v_i + a_j}{2} \tag{5-6}$$

这就是说，参与人 i 对参与人 j 的策略 $b_j(v_j) = a_j + c_j v_j$ 的最佳反应策略是 $b_i = \frac{v_i + a_j}{2}$。但是还要注意有可能存在 $v_i < a_j$ 的情况，这时由于 $b_i = \frac{v_i + a_j}{2} < a_i$，参与人 i 采用上述的线性策略将不可能中标，$b_i = \frac{v_i + a_j}{2}$ 就不是最佳反应，只有 $b_i = a_j$ 才是最佳反应，参与人 i 对参与人 j 的最佳反应是：

$$b_i(v_i) = \begin{cases} (v_i + a_j)/2, & v_i \geq a_j \\ a_j, & v_i < a_j \end{cases} \tag{5-7}$$

上述反应函数在 $v < a_j$ 时是一条水平线，当 $v_i \geq a_j$ 以后，是以 $1/2$ 的正斜率上升的直线，因此它可能是一个分段线性函数而不是严格的线性函数。不过分段函数的情况只有在 $0 < a_j < 1$ 的情况下出现。如要保证双方的策略是严格的线性函数，则要求 $a_j \leq 0$，参与人 i 的最佳反应是：

$$b_i(v_i) = \frac{v_i + a_j}{2} = \frac{a_j}{2} + \frac{v_i}{2} \tag{5-8}$$

将式（5-8）与 $b_i(v_i) = a_i + c_i v_i$ 相比较，可以得到 $a_i = a_j/2$，$c_i = 1/2$。

在 $a_i \leq 0$ 的情况下，同样可以分析得出 $a_j = a_i/2$，$c_j = 1/2$ 是参与人 j 的最佳反应。将参与人 i 和参与人 j 的最佳反应联立，可以求解得到 $a_i = a_j = 0$，$c_i = c_j = 1/2$，也即 $b_i(v_i) = v_i/2$。由此可以得出，每个参与人的最佳策略是将自己的报价定在自己对拍卖品估价一半的水平上。这种确定投标价的原则反映了博弈参与人在投标中所面临的一个基本矛盾，标价越高，尽管中标的机会越大，但是中标后的收益越小；而标价越低，虽然中标的机会越低，但一旦中标后得到的收益就比较大。因此通过权衡中标机会和收益大小的折中办法报价，按照估价的一半报价，正是参与人的最佳选择。

注意上述结论是在只允许博弈的两个参与人都采用线性策略时得到的唯一贝叶斯纳什均衡，并且都是在两个参与人的估价都服从 $[0,1]$ 均匀分布的前提下得到的。如果参与人估价的概率分布对应两参与人相互对对方类型的判断不再是上述标准分布，则暗标拍卖博弈的贝叶斯纳什均衡也需要发生相应变化，其均衡应根据概率分布具体情况来分析讨论。另外，当参与投标的人数多于两人时，情况会变得更加复杂，不过分析的思路是相同的。

三、双方报价拍卖

双方报价拍卖是一种比较特殊的交易方式，设有一个买方和一个卖方就某种商品进行交易，交易的规则如下：买卖双方同时各自报出一个价格，设买方的报价为 P_b，卖方的报价为 P_s，如果 $P_b \geqslant P_s$，则双方以价格 $P = (P_b + P_s)/2$ 成交，否则不成交。这种交易规则与证券交易中的电子自动成交撮合系统的规则相似，不同的是证券交易的买方和卖方都不止一个，而是有成千上万个。一个买方或者卖方的报价不能与某一个卖方或者买方成交时，还能与另外的卖方或者买方成交。

双方报价拍卖与暗标拍卖一样，也是静态贝叶斯博弈问题，买卖双方对于货物的估价都是他们各自的私人信息，相互都不完全清楚对方的估价。我们假设买方对货物的估价为 v_b，卖方的估价为 v_s，双方彼此都知道对方的估价服从区间 $[0, 1]$ 均匀分布。

如果买卖双方以价格 P 成交，则买方的得益为 $v_b - P$，卖方的得益为 $P - v_s$，如果因为价格不合适双方没有成交，则各自的得益均为 0。

在这个静态贝叶斯博弈中，买方的一个策略是买方对自己每一种可能估价的出价，也即 v_b 的一个价格函数 $P_v(v_b)$，同理，卖方的一个策略是卖方对自己每种估价的要价，也是一个价格函数 $P_s(v_s)$。如果 $[P_b(v_b), P_s(v_s)]$ 是贝叶斯纳什均衡，则对任意的 $v_b \in [0, 1]$，$P_b(v_b)$ 一定满足：

$$\max_{P_b} \left[V_b - \frac{P_b + E[P_s(v_s) \mid P_b \geqslant P_s(v_s)]}{2} \right] P\{P_b \geqslant P_s(v_s)\} \quad (5\text{-}9)$$

式(5-9)中，$E[P_b(v_s) \mid P_b \geqslant P_s(v_s)]$ 表示在买方的出价大于卖方要价的前提下，买方对卖方要价的期望值。同时，对于任意的 $v_s \in [0, 1]$，$P_s(v_s)$ 一定满足：

$$\max_{P_s} \left[\frac{P_s + E[P_b(v_b) \mid P_b(v_b) \geqslant P_s]}{2} - v_s \right] P\{P_b(v_b) \geqslant P_s\} \quad (5\text{-}10)$$

式(5-10)中，$E[P_b(v_b) \mid P_b(v_b) \geqslant P_s]$ 表示在买方的出价高于卖方要价的前提下，卖方对买方出价的期望值。

在双方报价拍卖的静态贝叶斯博弈中，存在很多的贝叶斯纳什均衡，只要

P_b、P_s 的函数形式，还有 v_b、v_s 的值以及它们的概率分布，都同时满足上述两个最大化条件，就可以构成一个贝叶斯纳什均衡。因此，如果不加任何限制条件来进行分析讨论，或者找出该博弈全部的贝叶斯纳什均衡，都是没有意义的，需要给予适当的限制条件，对特定类型的贝叶斯纳什均衡进行分析。

与暗标拍卖相类似，将双方报价拍卖中参与人的策略都限定为线性函数，分析其是否存在贝叶斯纳什均衡。设买方的策略为 $P_b(v_b)=a_b+c_bv_b$，卖方的策略为 $P_s(v_s)=a_s+c_sv_s$。因为 v_b 和 v_s 都服从区间 [0，1] 均匀分布，则 $P_b(v_b)$ 和 $P_s(v_s)$ 也分别服从以 [a_b，$a_b+c_bv_b$] 和 [a_s，$a_s+c_sv_s$] 为区间均匀分布。如果 [$P_b(v_b)$，$P_s(v_s)$] 是贝叶斯纳什均衡，则 P_b 一定满足：

$$\max_{P_b}\left[v_b-\frac{1}{2}\left(p_b+\frac{a_s+P_b}{2}\right)\right]\frac{P_b-a_s}{c_s} \tag{5-11}$$

其一阶条件为：

$$P_b=\frac{2}{3}v_b+\frac{1}{3}a_s \tag{5-12}$$

同时，$P_s(v_s)$ 一定满足：

$$\max_{P_b}\left[\frac{1}{2}\left(P_s+\frac{P_s+a_s+c_b}{2}\right)\right]\frac{a_b+c_b-P_s}{c_b} \tag{5-13}$$

其一阶条件为：

$$P_s=\frac{2}{3}v_s+\frac{1}{3}(a_b+c_b) \tag{5-14}$$

注意上述两个一阶条件的最大值，是将假设的线性函数和概率分布分别代入前面最大值的一般式(5-9)和式(5-10)得出。

根据两个一阶条件所代表的双方选择，每个参与人对对方线性策略的最佳反应也是线性策略。将这两个一阶条件以及双方的线性策略函数联立求解，可以得出 $a_b=a_s/3$，$c_b=2/3$，$a_s=(a_b+c_b)/3$，$c_s=2/3$。

综合这四个等式，可以得到：

$$\left.\begin{aligned}P_b(v_b)&=\frac{2}{3}v_b+\frac{1}{12}\\[2mm]P_s(v_s)&=\frac{2}{3}v_s+\frac{1}{4}\end{aligned}\right\} \tag{5-15}$$

这就是本博弈的线性策略贝叶斯纳什均衡。因为在这种双方报价拍卖中，只有当$P_b > P_s$时交易才会达成，所以如要成交则必须满足：

$$\frac{2}{3}v_b + \frac{1}{12} \geqslant \frac{2}{3}v_s + \frac{1}{4} \tag{5-16}$$

即

$$v_b \geqslant v_s + \frac{1}{4} \tag{5-17}$$

如若不满足这个条件，双方则不能成交，得益均为0。

可用图5-1表示交易发生的类型组合。

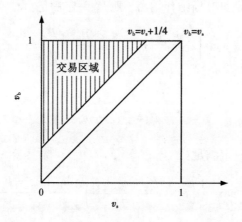

图 5-1　双方报价拍卖线性策略均衡的交易区域

ＲＲ 第三节　机制设计和显示原理

一、贝叶斯博弈和机制设计

前面讨论了暗标拍卖中投标者最优出价以及双方叫价拍卖中卖者最优要价和买者最优出价，从中发现一个问题，如果有众多的可供选择的出售商品的方式，卖者应该选择哪一种方式在出售商品后能得到一个最高的卖价，这就是机制设计问题。

机制设计是一种特殊的不完全信息博弈，当卖者在选择出售商品的方式时，实际上就是在选择或者设计一个博弈规则。除拍卖外，机制设计的例子还有政府税收政策、公共产品的供给等。假设在所有这些例子中，拥有信息劣势的一方为委托人，掌握信息优势的一方为代理人，委托人的得益函数为公开信息，而代理人的得益函数只有代理人自己知道，委托人和其他代理人并不知道。在暗标拍卖和双方叫价拍卖中，拍卖方不知道投标方对于拍卖标的的评价；在征税中，政府不知道纳税人的缴税能力。委托人可以直接要求代理人告知自己其类型，但是代理人可能不会讲真话，除非委托人能给代理人提供足够的激励。激励可以是货币形式，也可以是非货币形式，但是激励的提供是有成本和代价的，委托人也面临着成本和收益的权衡问题。

委托人选择机制，其实是在设计一个博弈规则，其目的还是最大化自己的期望得益。但是委托人设计机制时，面临两个约束条件，第一个约束条件是参与约束，一个理性的代理人能够接受委托人设计的机制，则他在该机制下得到的期望得益一定不小于他不接受这个机制时得到的最大期望得益。第二个约束条件是激励相容约束，委托人往往并不知道代理人的类型，如果代理人在所设计的机制下，按照委托人的意愿去选择自己的行动，则代理人选择委托人所希望的行动时得到的期望得益一定不小于他选择其他行动时得到的期望得益。委托人的问题就是选择一个既满足参与约束，又满足激励相容约束的可实施机制，以最大化自身的期望效用。

典型的机制设计就是一个三阶段不完全信息博弈，在第一阶段，委托人设计一个机制或者方案，也就是制定一个博弈规则，根据这个规则，代理人发出信号，如拍卖活动中买者的报价。在第二阶段，代理人选择接受或者拒绝委托人设计的机制。在第三阶段，接受该机制的代理人将按照设定的规则进行博弈。

二、机制设计和显示原理

按照梅耶森(1979)的显示原理，任何一个设计的机制所能达到的资源配置结果，都可以通过一个(说实话的)直接机制来实现，委托人可以只考虑直接机制的设计。

假设有 $n+1$ 个参与人，其中 $i=0$ 是委托人，$i=1，\cdots，n$ 是代理人，委托人的信息是公开信息，代理人的信息 θ_i 是私人信息，代理人的类型空间 Θ 概率分布 $P(\cdot)$ 是公开信息。委托人设计机制就是决定一个配置函数 $y=(x(\cdot)，t(\cdot))$，其中 x 是决策向量，$t=(t_1，\cdots，t_n)$ 是委托人给予代理人的转移支付向量。假定每个参与人有一个得益函数 $u_i(y，\theta)$，委托人 u_0 是 t_i 严格递减函数，$u_i(i=1，\cdots，n)$ 是 t_i 严格递增函数，所有的 $u_i(i=0，1，\cdots，n)$ 都是二阶连续可微的。在有关机制设计的例子中，代理人的得益只决定于他自己获得的转移支付和他自己的类型，而不取决于其他代理人获得的转移支付和其他代理人的类型。

一个设计的机制 m 给每个代理人 i 规定一个信号空间 M_i。如果代理人 i 在第二阶段接受该机制，在第三阶段他就会选择 $u_i \in M_i$。所有代理人获得的得益 $u=(u_1，\cdots，u_n)$ 共同决定配置结果 $y=(x，t)$。因为代理人的类型是私人信息，配置函数 $y=(x，t)$ 往往取决于代理人发出的信号并依赖于其类型。不论委托人设计怎样的机制，配置函数最终依赖于代理人的类型向量 $\theta=(\theta_1，\cdots，\theta_n)$。给定类型依存配置 $\{y(u(\theta))\}_{\theta \in \Theta}$，类型为 θ_i 的代理人 i 的期望得益函数为：

$$U_i(\theta) = E_{\theta_{-i}}[u_i(y(u(\theta_i，\theta_{-i}))，\theta_i，\theta_{-i}) \mid \theta_i] \qquad (5-18)$$

委托人的期望得益函数为：

$$U_0(\theta) = E_\theta u_0(y(u(\theta))，\theta) \qquad (5-19)$$

委托人设计一个机制时需要满足代理人的参与约束和激励约束，所有可供选择的机制可以被分为两类，一类是直接机制，另一类是间接机制。在直接机制中，信号空间等于类型空间，也即 $M_i = \Theta_i$，$i=1，\cdots，n$，而信号空间不等于类型空间的机制就是间接机制。

对于参与人有私人信息的各种博弈规则设计问题，梅耶森（1979）提出具有重要理论和实践意义的显示原理，具体如下：

定理 5.1：假定以 M_i 为信号空间和以 $y_m(\cdot)$ 为配置函数的机制的贝叶斯均衡是

$$u^*(\cdot) = \{u_i^*(\theta_1)，\cdots，u_n^*(\theta_n)\}(u_i^* \in M_i，\theta_i \in \Theta_i) \qquad (5-20)$$

那么存在一个 $M_i = \Theta_i$ 为信号空间的直接显示机制 $\bar{y}(\tilde{\theta}) = y_m(u^*(\tilde{\theta}))$，该机制

的贝叶斯均衡是，所有代理人在第二阶段接受机制，在第三阶段同时报告自己的真实类型 $\theta = (\theta_1, \cdots, \theta_n)$，直接机制的均衡配置结果与原机制均衡配置结果相同。

第六章　不完全信息动态博弈

第五章讨论了不完全信息静态博弈，即静态贝叶斯博弈，本章将讨论不完全信息动态博弈，即动态贝叶斯博弈，两者在许多方面是相似的，都可以将信息的不完全理解成对类型的不完全了解，并通过海萨尼转换转化为完全但不完美信息动态博弈。不同之处在于静态贝叶斯博弈转化成两阶段有同时选择的不完美信息动态博弈，而动态贝叶斯博弈转化的是更一般的不完美信息动态博弈。

动态贝叶斯博弈是指这样一类形式的博弈：首先由"自然"选择参与人的类型，每个参与人知道自己的类型，而其他参与人不知道。在自然选择之后，参与人开始行动，其行动策略有先有后，后行动者可以观察到先行动者的行动策略，但观察不到先行动者的类型。由于每个参与人的行动都依存于其类型，其行动都传递着有关自己类型的某种信息，后行动者可以通过观察先行动者选择的行动策略，推断其类型或者修正对其类型的先验信念（即概率分布），然后选择自己的最优行动策略。先行动者由于预测到自己的行动将被后行动者所利用，就会设法传递对自己最有利的信息，而避免传递对自己不利的信息。因此动态贝叶斯博弈的过程不仅是参与人选择行动的过程，也是参与人不断修正信念的过程。

第一节　完美贝叶斯纳什均衡

一、后续博弈

为了更好地分析动态贝叶斯博弈，需要引入后续博弈的概念。后续博弈是在博弈过程中，从每一个信息集开始的博弈剩余部分。一个合理的均衡应满足如下条件：给定每一个参与人有关其他参与人类型的后验信念，在每一个后续博弈上，参与人的策略组合构成贝叶斯纳什均衡。对于给定的信息集，在其开始的后续博弈上的完备的行动准则，则称为后续战略。

完美贝叶斯纳什均衡是贝叶斯纳什均衡、子博弈精炼均衡和贝叶斯推断的结合，需要满足三个条件：① 在每一个信息集上，决策者必须有一个属于该信息集的所有决策节上的一个概率分布（即信念）；② 如果给定该信息集上的概率分布和其他参与人的后续战略，参与人的行动策略应该是最优的；③ 根据贝叶斯法则和均衡战略，每一个参与人修正其后验概率。

二、贝叶斯法则

在静态贝叶斯博弈中，基于博弈模型静态的假设，我们认为参与人的信念是不变的。在该类博弈中参与人同时行动，因此在这一过程中其信念不会发生变化。但是在动态贝叶斯博弈中，后行动的参与人会观察到先行动的参与人的行为，根据其行为所传递的信息来修正对其类型的信念，动态贝叶斯博弈显著的特征之一就是参与人信念的修改。我们将参与人观察到对方行为前的信念称为先验信念，其对应的概率分布即先验概率；当参与人观察到对方的行为，并依据一定规则修正自己的先验信念后，就形成了后验信念，其对应的概率分布称为后验概率。从先验概率转化到后验概率，这个转化规则被称为贝叶斯法则。

假设有事件 X 和事件 Y，要求在观察到事件 X 发生的条件下事件 Y 发生的概率，该概率等于在观察到事件 Y 发生的条件下事件 X 发生的概率与事件 Y 独立发生的概率相乘后，再除以事件 X 独立发生的概率，即下面的公式：

$$p(Y|X) = \frac{p(X|Y)p(Y)}{p(X)} \tag{6-1}$$

根据概率公式，可以知道事件 Y 和事件 X 的联合概率为：

$$p(Y, X) = p(X|Y)p(Y) \tag{6-2}$$

或者

$$p(Y, X) = p(Y|X)p(X) \tag{6-3}$$

因此有

$$p(Y|X)p(X) = p(X|Y)p(Y) \tag{6-4}$$

由此可以得到公式(6-1)。

贝叶斯法则体现的是参与人利用对事件 X 的观察，修正对于事件 Y 的主观概率的方法。在不完全信息博弈中，贝叶斯法则通常用于描述参与人在观察到其他参与人的行为后，修正自己对于其类型信念的过程。

三、完美贝叶斯纳什均衡

在有了后续博弈的概念和用于修正信念的贝叶斯法则之后，我们来给出完美贝叶斯纳什均衡的正式定义，先用如下方式描述一个动态贝叶斯博弈：

① 假设动态贝叶斯博弈有 n 个参与人，对于每个参与人 i 来说，他的类型 θ_i 是其私人信息，$\theta_i \in \Theta_i$。

② 参与人 i 以概率分布 $p_i = p_i(\theta_{-i} | \theta_i)$ 认为其他 $n-1$ 个参与人的类型为 $\theta_i = (\theta_1, \cdots, \theta_{i-1}, \theta_{i+1}, \cdots, \theta_n)$，这个概率分布是参与人 i 对于其他参与人类型的先验信念。

③ 参与人 i 的策略空间为 S_i，他的某一个策略表示为 $s_i(\theta_i)$，其策略是依赖于其类型 θ_i 的。

④ 在第 h 个信息集上，参与人 i 观察到其他 $n-1$ 个参与人的行为组合为 $a_{-i}^h = (a_1^h, \cdots, a_{i-1}^h, a_{i+1}^h, \cdots, a_n^h)$。

⑤ 参与人 i 在观察到其他 $n-1$ 个参与人的行为 a_{-i}^h 后，会修正关于他们类型 θ_{-i} 的后验信念 $\tilde{p}_i = \tilde{p}_i(\theta_{-i} | a_{-i}^h)$。

⑥ 参与人 i 的得益可以表示为 $u_i = u_i(s_i, s_{-1}; \theta_i)$。

通过使用这些表示方法，则完美贝叶斯纳什均衡的定义如下。

定义 6.1：完美贝叶斯纳什均衡由两部分组成，一是参与人的类型依存策略组合 $s^*(\theta) = (s_1^*(\theta_1), \cdots, s_n^*(\theta_n))$，二是后验概率组合 $\tilde{p} = (\tilde{p}_1, \cdots, \tilde{p}_n)$，它们都满足：

(P)对于每个参与人 i，其在每一个信息集 h 时，有

$$s_i^*(s_{-i}, \theta_i) \in \arg\max_{s_i} \sum_{\theta_{-i}} \tilde{p}_i(\theta_{-i} | a_{-i}^h) u_i(s_i, s_{-i}; \theta_i) \quad u_i = u_i(s_i, s_{-i}; \theta_i)$$

(6-5)

（B）$\tilde{p}_i=\tilde{p}_i(\theta_{-i}|a_{-i}^h)$是参与人观察到$a_{-i}^h$和最优策略$s_{-i}^*(\cdot)$后，使用贝叶斯法则从先验概率中得到的。

在定义6.1中，（P）被称为完美条件，说明参与人是如何选择最优条件的。

在给定其他参与人的策略s_{-i}和参与人i的后验概率$\tilde{p}_i=\tilde{p}_i(\theta_{-i}|a_{-i}^h)$的条件下，每个参与人$i$的策略在从信息集$h$开始的所有后续博弈上都是最优的。这个条件是子博弈完美纳什均衡在不完全信息动态博弈上的扩展，使均衡策略在每一个后续博弈上构成贝叶斯纳什均衡。

定义6.1中的（B）是贝叶斯法则在完美贝叶斯纳什均衡中的应用，说明理性的参与人会根据观察到的其他参与人的行为修正自己的信念。参与人的具体策略是不可观测的，能够被观测到的是一个行动的组合$a_{-i}=(a_1,\cdots,a_{i-1},a_{i+1},\cdots,a_n)$，并据此修正概率。由于所有参与人都是理性的，因此某一个参与人在观察到其他参与人的行为时，总认为该行为是那个参与人的均衡行为。将符合条件（B）的后验信念称为均衡信念。

由定义6.1可知，在动态贝叶斯博弈中，参与人不仅仅考虑自己的策略或者行为对得益的影响，还需要分析其他参与人行为所传递的信息，并据此修正自己的信念。完美贝叶斯纳什均衡是均衡策略和均衡信念的组合，这种均衡形式与实际情况更加符合。

第二节　信号博弈

信号博弈是一种比较简单但又应用广泛的动态贝叶斯博弈，在这个博弈中，有两个参与人，其中一个参与人是信号发送者，另外一个参与人是信号接收者。信号发送者的信息是私人信息，信号接收者的信息是公共信息。信号发送者发送关于其类型的信息，信号接收者通过观察该信号，使用贝叶斯法则修正自己关于信号发送者类型的信号，信号在参与人之间的传递是动态贝叶斯博弈的重要特征。

一、信号博弈的描述

下面通过数学化的语言描述信号博弈：

① 假定有两个参与人 $i=1$，2，"自然"首先选择参与人 1 的类型，参与人 1 的类型 $\theta \in \Theta$，$\Theta=(\theta^1, \cdots, \theta^K)$ 是参与人 1 的类型空间，即存在 K 种类型。参与人 2 不知道参与人 1 的类型，只知道参与人 1 属于 θ 的先验概率，根据概率分布的性质，有 $\sum_{k=1}^{K} p(\theta^k)=1$。

② 参与人 1 在观察到自己的类型 θ 后将发出信号 $m \in M$，其中 $M=(m^1, \cdots, m^J)$，参与人 1 可以发出 J 种信号。

③ 参与人 2 在观察到参与人 1 发出的信号 m 后，应用贝叶斯法则从先验概率 $p=p(\theta)$ 得到后验概率 $\tilde{p}=\tilde{p}(\theta|m)$。此后，参与人 2 根据后验概率选择自身行动 $a \in A$，其中 $A=(a^1, \cdots, a^H)$，参与人 2 有 H 种行动可以选择。

④ 两个参与人的得益函数分别为 $u_1=u_1(m, a; \theta)$ 和 $u_2=u_2(m, a; \theta)$，二者的得益都是在参与人 1 的类型为 θ 的条件下，由参与人 1 发出的信号 m 和参与人 2 选择的行动 a 所决定。

二、信号博弈完美贝叶斯纳什均衡

作为均衡策略和均衡信念的组合，信号博弈的完美贝叶斯纳什均衡可以定义如下。

定义 6.2：信号博弈的完美贝叶斯纳什均衡是参与人策略组合 $(m^*(\theta)$，$a^*(\theta))$ 和后验概率 $\tilde{p}=\tilde{p}(\theta|m)$ 结合而成，满足以下三个条件：

(P_1) $a^*(m) \in \arg\max_{sa} \sum_{\theta} \tilde{p}(\theta|m) u_2(m, a; \theta)$。

(P_2) $m^*(\theta) \in \arg\max_{sa} u_1(m, a^*(m); \theta)$。

(B) $\tilde{p}(\theta|m)$ 是参与人 2 在观察到信号 m 和参与人 1 的最优策略 $m^*(\theta)$ 后，使用贝叶斯法则从先验概率 $p(\theta)$ 中得到的。

这里的 (P_1) 和 (P_2) 是完美条件，分别定义了参与人 2 和参与人 1 在均衡时的行为。

(P_1) 定义了参与人 2 的均衡行为，给定后验概率 $\tilde{p}(\theta|m)$，参与人 2 对参与人 1 发出信号的最优反应。

（P_2）定义了参与人 1 的均衡行为，给定参与人 1 的类型和参与人 2 关于信号 m 的反应函数 $a^*(m)$，参与人 1 选择使自己得益最大化的信号 m^*。

（B）是贝叶斯条件，理性的参与人 2 会根据观察到的信号 m 来修正自己的信念。

三、信号博弈均衡的分类

信号博弈的均衡形式可分为三种，即分离均衡、混同均衡和准分离均衡。

1. 分离均衡

在分离均衡的情况下，不同类型的参与人 1 会选择不同的信号，发送出的信号可以准确地揭示出参与人 1 的类型。参与人通过观察该信号，可以修正自己的信念，更加准确地判断参与人 1 的类型。

2. 混同均衡

在混同均衡的情况下，不同类型的参与人 1 会选择相同的信号，发送出的信号不能揭示出参与人 1 的类型。参与人 2 无法从信号中获得关于参与人 1 类型的信息，将不会修正先验概率。

3. 准分离均衡

在准分离均衡的情况下，某些类型的参与人 1 会随机地选择信号，而另一些类型的参与人会选择反映其类型的特定信号。信号发出后，参与人 2 在观察到某些类型的信号时，能够较好地修正自己的信念，而在观察到另外一些信念时，将无助于对自身信念的修正。

第三节 重复博弈和声誉模型

在完全信息条件下，不论博弈重复多少次，只要重复的次数是有限的，如果静态博弈的纳什均衡是唯一的，则子博弈完美纳什均衡也是唯一的，即每个参与人在每次阶段博弈中选择静态均衡策略，有限次重复博弈将不会导致参与人之间的合作行为。因此，在有限次重复囚徒困境的博弈中，每次都选择"坦白"是每个参与人的最优策略。

然而，这一结果似乎与人们的直观感觉不一致。阿克斯罗德（Axelrod，1981）的实验结果表明：即使在有限次重复博弈中，参与人之间合作行为也频繁出现。克瑞普斯（Kreps）、米尔格罗姆（Milgrom）、罗伯茨（Roberts）和威尔逊（Wilson）（1981）的声誉模型将不完全信息引入重复博弈，解决了这个悖论问题。参与人对其他参与人得益函数或者策略空间的不对称信息，对均衡结果有重要影响，只要博弈重复的次数足够多，没有必要是无限的，在有限次博弈中合作行为就会出现。

一、KMRW 声誉模型

1. 前提假设

现以囚徒困境为例介绍 KMRW 模型。假设参与人囚徒 1 有两种类型，理性的或者非理性的，概率分别为 $1-p$ 和 p，参与人囚徒 2 只有一种类型，即理性的。理性的囚徒可以选择任何策略，博弈支付矩阵如表 6-1 所示。

表 6-1 囚徒困境博弈

囚徒 1	囚徒 2	
	坦白	抵赖
坦白	−5, −5	0, −8
抵赖	−8, 0	−1, −1

非理性的囚徒只有一种策略，即"针锋相对"：开始时选择抵赖，然后在 t 阶段选择囚徒 2 在 $t-1$ 阶段的选择，即"你坦白我就坦白，你抵赖我就抵赖"。

2. 博弈顺序

以囚徒困境博弈为例，KMRW 声誉模型的博弈顺序如下：

① 首先由"自然"选择囚徒 1 的类型，囚徒 1 知道自己的类型，囚徒 2 只知道囚徒 1 类型为理性的概率是 $1-p$，类型为非理性的概率是 p。

② 两个囚徒进行第一阶段的博弈。

③ 观察到第一阶段的博弈结果后，双方进行第二阶段博弈；观察到第二阶段博弈结果后，双方进行第三阶段博弈；就这样一直进行下去。

④ 理性囚徒 1 和囚徒 2 的得益是阶段博弈的得益的贴现值之和（为了简单起见，假定贴现因子 $\delta = 1$）。

3. 博弈重复两次的情况

首先讨论博弈只重复两次的情况，和完全信息情况相类似。在第二个阶段（$t = 2$），理性的囚徒 1 和囚徒 2 都将选择坦白，而非理性的囚徒 1 的选择依赖于囚徒 2 在第一阶段（$t = 1$）的选择。见表 6-2。

表 6-2　　　　　　　　　　囚徒困境博弈重复两次的情况

参与人	$t = 1$	$t = 2$
非理性的囚徒 1（p）	抵赖	X
理性的囚徒 1（$1-p$）	坦白	坦白
囚徒 2	X	坦白

在第一阶段，假定非理性的囚徒 1 选择抵赖，而理性的囚徒 1 的选择依然是坦白，因为他的选择不会影响囚徒 2 在第二阶段的选择。

如果囚徒 2 在第一阶段选择抵赖，则囚徒 2 的期望得益为：

$$[(-1)p+(-8)(1-p)]+[(0 \times p+(-5)(1-p)] = 12p-13$$

上式中，等式左边第一项是第一阶段的期望得益，第二项是第二阶段的期望得益。如果囚徒 2 在第一阶段选择坦白，那么囚徒 2 的期望得益为：

$$[0p+(-5)(1-p)]+[(-5) \times p+(-5)(1-p)] = 5p-10$$

如果满足条件 $12p-13 \geqslant 5p-10$，即 $p \geqslant 3/7$，囚徒 2 将在第一阶段选择抵赖。即如果囚徒 1 属于非理性的概率不小于 3/7，囚徒 2 将在第一阶段选择抵赖（合作）。

4. 博弈重复三次的情况

现在讨论博弈重复三次的情况，如果参与人囚徒 1 和囚徒 2 在第一阶段都选择抵赖(合作),给定 $p \geqslant 3/7$,那么第二和第三阶段的均衡路径与表6-2相同($X=$抵赖),总的均衡路径如表6-3所示。

表6-3 囚徒困境博弈重复3次的情况

参与人	$t=1$	$t=2$	$t=3$
非理性的囚徒1(p)	抵赖	抵赖	抵赖
理性的囚徒1($1-p$)	抵赖	坦白	坦白
囚徒2	抵赖	抵赖	坦白

(1)囚徒1的策略

首先考虑理性囚徒1在第一阶段的策略,当博弈重复三次时,坦白不一定是理性囚徒1在第一阶段的最优选择。因为如果他选择了坦白,囚徒2选择抵赖时,尽管囚徒1在第一阶段得到了最大得益,但是暴露了他的类型,即他是理性的。囚徒2在第二阶段就不会选择抵赖,理性囚徒1在第二阶段最大得益为(-5);但如果选择抵赖,不暴露自己的类型是理性的,理性囚徒1可能在第一阶段得到(-1)、第二阶段得到0。

给定囚徒2在第一阶段选择抵赖,如果理性囚徒1选择抵赖,囚徒2的后验概率不变,因而在第二和第三阶段选择(抵赖,坦白),理性囚徒1的期望得益为:

$$(-1) + 0 + (-5) = -6$$

如果理性囚徒1在第一阶段选择坦白,暴露自己的类型是理性的,囚徒2将在第二和第三阶段选择(坦白,坦白),理性囚徒1的期望得益为:

$$0 + (-5) + (-5) = -10$$

因为$-6 \geqslant -10$,理性囚徒1的最优选择是抵赖。

(2)囚徒2的策略

囚徒2有三种策略可供选择,分别为(抵赖,抵赖,坦白)、(坦白,坦白,坦白)和(坦白,抵赖,坦白)。如表6-3所示,给定理性的囚徒1选择策略(抵赖,坦白,坦白),囚徒2选择策略(抵赖,抵赖,坦白)的期望得益为:

$$(-1) + [(-1)p + (-8)(1-p)] + [0 \times p + (-5)(1-p)] = 12p - 14$$

如果囚徒2选择策略(坦白,坦白,坦白),则博弈路径如表6-4所示。

表 6-4　　　　　　　囚徒 2 选择策略(坦白,坦白,坦白)的博弈路径

参与人	$t=1$	$t=2$	$t=3$
非理性的囚徒 1 (p)	抵赖	坦白	坦白
理性的囚徒 1 ($1-p$)	抵赖	坦白	坦白
囚徒 2	坦白	坦白	坦白

此时,无论囚徒 1 类型是否为理性的,其策略相同。因此囚徒 2 的期望得益为:

$$0 + (-5) + (-5) = -10$$

如果 $12p-14 \geqslant -10$,即 $p \geqslant \dfrac{1}{3}$,则此时策略(抵赖,抵赖,坦白)将优于策略(坦白,坦白,坦白)。由于我们假设 $p \geqslant \dfrac{3}{7}$,满足 $p \geqslant \dfrac{1}{3}$,所以囚徒 2 不会选择策略(坦白,坦白,坦白)。

如果囚徒 2 选择策略(坦白,抵赖,坦白),则博弈路径如表 6-5 所示。

表 6-5　　　　　　　囚徒 2 选择策略(坦白,抵赖,坦白)的博弈路径

参与人	$t=1$	$t=2$	$t=3$
非理性的囚徒 1 (p)	抵赖	坦白	抵赖
理性的囚徒 1 ($1-p$)	抵赖	坦白	坦白
囚徒 2	坦白	抵赖	坦白

此时囚徒 2 的期望得益为:

$$0 + (-8) + [0 \times p + (-5)(1-p)] = 5p - 13$$

如果 $12p-14 \geqslant 5p-13$,即 $p \geqslant \dfrac{1}{7}$ 时,则策略(抵赖,抵赖,坦白)优于策略(坦白,抵赖,坦白)。由于我们假设 $p \geqslant \dfrac{3}{7}$,满足 $p \geqslant \dfrac{1}{7}$,所以囚徒 2 不会选择策略(坦白,抵赖,坦白)。

以上分析表明,只要囚徒 1 是非理性的概率满足 $p \geqslant \dfrac{3}{7}$,表 6-2 所示的博弈

路径就是一个完美贝叶斯纳什均衡。

5. 博弈重复三次以上的情况

进一步分析可以证明，如果囚徒 1 是非理性的概率 $p \geqslant \dfrac{3}{7}$，对于所有的博弈次数 $T>3$，下列策略组合构成一个完美贝叶斯纳什均衡：在 $t=1$ 至 $t=T-2$ 阶段，理性囚徒 1 一直选择抵赖（合作），然后在 $t=T-1$ 和 $t=T$ 阶段，理性囚徒 1 选择坦白（不合作）；在 $t=1$ 至 $t=T-1$ 阶段，囚徒 2 选择抵赖（合作），然后在 $t=T$ 阶段，囚徒 2 选择坦白（不合作）。

二、KMRW 定理及其解释

如果将任何一个囚徒选择坦白的阶段称为非合作阶段，则两个囚徒都选择抵赖的阶段称为合作阶段。这样只要 $p \geqslant \dfrac{3}{7}$，非合作阶段的总数量等于 2，与博弈的重复次数无关。由此可以得到 KMRW 定理。

定理 6.1（KMRW 定理）：在 T 阶段重复囚徒博弈中，如果每个囚徒都有 $p>0$ 的概率是非理性的（即只选择"针锋相对"策略），如果博弈重复次数 T 足够大，那么存在一个 $T_0<T$，使得下列策略组合构成一个完美贝叶斯纳什均衡：所有理性囚徒在 $t<T_0$ 阶段选择合作策略（抵赖），在 $t>T_0$ 阶段选择不合作策略（坦白）；并且非合作阶段的数量（$T-T_0$）只与 p 有关而与 T 无关。

KMRW 定理说明，尽管每一个囚徒选择合作是冒着被其他囚徒出卖的风险（从而有可能得到一个较低的现阶段得益），但如果他选择不合作，就暴露了他是非合作类型的，从而失去了获得长期合作收益的可能（如果对方是合作型的）。

如果博弈重复的次数足够多，未来收益的损失就超过短期被出卖的损失，因此在博弈开始的时候，每个参与人都想树立一个合作形象，目的是使对方认为自己是喜欢合作的，即使他在本性上并不是合作型的；只有在博弈快结束的时候，参与人才会一次性地把自己过去建立的声誉用尽，合作才会停止，因为此时，参与人短期效益很大而未来损失很小。

第七章 博弈论在卫生政策分析中的应用

经过数十年的发展，博弈理论及其方法已被广泛应用于政治、经济和社会生活的许多领域，能解决现实世界中的实际问题甚至一些较为复杂的问题，博弈论自身也得到进一步的完善和发展。当然，应用博弈方法在解决实际问题时，也会涉及一些不同的角度和其他方法。本章以卫生领域中一些常见的政策问题为例，以每一实例为一节内容，分析博弈论的应用并探讨问题的解决，对于当前的卫生改革发展有着积极意义。

第一节 利益相关者视角下药品集中采购政策实施的难题与对策

一、药品集中采购政策的发展历程

20 世纪八九十年代，在医药企业过度竞争和医疗机构趋利的大背景下，流通领域的开放吸引了大量私营资本的进入，医疗机构药品购销秩序趋于混乱，采购过程不规范且腐败频发，再加上药品加成政策的推动，导致药品价格快速上涨。在这样的大背景下，在市场经济条件下我国逐步探索相对集中化的药品采购。从 2000 年开始，我国药品集中采购制度大致经历了如下几个时期。

1. 全国推行药品集中招标采购制度时期(2000—2004 年)

随着《中华人民共和国招标投标法》的颁布实施，我国在 2000 年开始全面推行药品集中招标采购工作，从国家层面开始探索药品招标采购制度，初步建立了以医疗机构为采购主体、以地(市)为单位、全国范围内统一的药品集中招标采购政策的结构框架。2004 年 9 月，卫生部等部门印发了《关于进一步规范医疗机构药品集中招标采购的若干规定》（卫规财发〔2004〕320号），提出对之前一段时期问题的措施和调整方向，强化和巩固了药品集中采购工作的成果，并进一步完善了药品集中采购工作。

2. 政府主导、以省为单位的药品集中采购模式形成时期（2005—2008年）

2005年以来，在顺差作价的价格政策和按项目付费的支付政策不能改变的条件下，企业、医院和市场中介组织的利益日益趋同，药品价格虚高愈演愈烈，严重损害了群众利益。国家政府开始鼓励地方政府探索新的药品集中采购模式，逐渐形成了政府主导、以省为单位的药品新采购模式，扩大药品集中采购范围并集中了采购主体，强化政府的组织领导作用。

3. 基本药物制度下的药品集中采购新模式构建时期（2009—2014年）

2009年1月17日，《关于进一步规范医疗机构药品集中采购工作的意见》正式颁布，标志着在全国范围内政府主导、以省为单位的网上药品集中采购开始全面实行。2009年8月18日，九部委印发《关于建立国家基本药物制度的实施意见》，该意见指出我国开始实施以政府为主导的省级网上集中采购的基本药物制度，政府举办的实行基本药物制度的基层医疗卫生机构要实行零差率销售。

4. 带量采购、分类采购等药品集中采购新模式稳步发展时期（2015年至今）

2015年，随着《国务院办公厅关于完善公立医院药品集中采购工作的指导意见》（国办发〔2015〕7号）和《关于落实完善公立医院药品集中采购工作指导意见的通知》（国卫药政发〔2015〕70号）两份文件的颁布，我国药品集中采购政策框架开始由原来的"基本药品、非基本药品分步招标"转变为新时期的"分类采购、分层管理、分步实施"。同时，国家鼓励药品采购采取"双信封"方式，指出各个地市可以根据自身发展特点探索地级市药品集中采购新模式。

2018年3月，我国通过《深化党和国家机构改革方案》，重新组建国家医疗保障局，2018年11月，国家以北京、天津等11个城市为试点地区，开始组织新一轮的药品集中采购工作。2019年1月1日发布的《国务院办公厅关于印发国家组织药品集中采购和使用试点方案的通知》（国办发〔2019〕2号），要求充分发挥市场作用，加强政府的引导，完善药价形成机制，在药品采购过程中通过带量采购、量价挂钩，完善药品集中采购机制。2019 年 2 月 28 日，国家医保局发布文件要求落实医保基金预付政策，做好医保支付标准与采购价的协同，完善医保支付方式。

从过去政府主导的药品集中招标采购制度到"4+7 招采模式"的联合采购，都是试图通过带量采购降低药品价格。通过这些不断探索和研究的药品集中采购新模式，为我国探究以市场为主导的药品价格形成机制和完善药品的集中采购机制提供新的思路和参考。

二、药品集中采购政策实施现状与存在问题

自 2000 年以来，我国药品集中采购政策的实施和逐步完善，规范了医疗机构的采购行为，降低了虚高的药价，减轻了患者的医药费用负担，减少了药品流通环节，促进了医药企业的有序竞争和实力提升。但是在药品集中采购政策实施过程中，也面临着一些难题与挑战。

1."唯价低者得"的招投标模式会导致"劣币驱逐良币"

由于药品之间的质量差别很难进行直接比较，药品市场上的低价竞争使得部分药品价格过低，企业失去合理利润甚至亏本，不少经典药品因此停产并消失。全国许多地方，一些质优价廉的低价药供应短缺，甚至影响到医院的临床治疗。同样在药品的配送上，对一些无利或少利的药品，存在不能足量和及时配送的情况，影响到门诊用药的及时性。

2. 带量采购政策推行进展缓慢，效果并不理想

公立医院药品集中采购政策先由省级招标部门完成对价格的招标，在"双信封"招标模式下，由于政府部门专业知识、数据和信息的缺乏，不利于对投标企业做出甄别，招标方会允许多家企业中标，企业还需再次议价，即出现"二次议价"现象。为了解决政策推行中存在的医院药品招标与采购脱节、部分药品价格虚高不下以及药品回扣等问题，国务院办公厅和国家卫计委相继提出，需要进一步提高医院在药品采购中的参与度，发挥集中批量采购优势，落

实带量采购，采取招采合一、量价挂钩等措施。但是带量采购政策涉及了一些利益相关方的得益或损失状况，在当前利益格局没有理顺的条件下，会遭到利益受损方的抵制或消极应对，推行进展缓慢，效果并不理想。

3. 药品集中采购政策遏制了药价过快上涨趋势，但对药品费用的控制效果并不显著

据国家卫计委等五部委公布的信息，部分城市公立医院医疗费用总量增幅较快，其中药品费用占比较高，再加上不合理就医等因素，导致医疗服务总量增加较快。另外人力资源和社会保障部发布消息称，在医疗费用快速增长的背景下，医保基金面临越来越大的支付压力，支出增幅高于收入增幅，甚至有相当一部分省份出现了当期收不抵支的状况，基金风险日益凸显。

三、药品集中采购流程下的利益相关者分析

现行的药品集中采购制度，一般通过实施公开招标采购的方式进行，以河南、安徽、浙江等省为例，政府负责组建省医药采购服务中心（简称省采购中心），省采购中心的运行受到政府相关部门的制约和影响，负责协调并督促各部门按照自身职责做好药品集中采购相关工作。

药品集中采购流程如图7-1所示。首先在药品采购阶段，省采购中心制定药品集中采购目录，以医疗机构为采购主体，全省公立医疗机构填报药品采购计划；省采购中心负责汇总全省医院用药需求情况，合理编制药品采购清单，采购清单分类列明药品采购类别以及药品采购数量，并及时向社会公布；然后医药企业投标，省采购中心对所有医药企业的投标进行经济技术评价，公布中标医药企业、药品质量标准和中标价格；之后进入到药品采购阶段，医疗机构从中标的医药企业中按中标价格采购所需的药品，其中谈判采购药品、定点生产药品、直接挂网采购药品等药品的采购管理均按照国家和各省相关的政策规定执行，但是采购价格不得高于招标时的中标价格；接着进入到药品的配送阶段，中标企业可以自行配送，也可以委托配送企业，将药品送达医疗机构；最后是药品使用阶段，医疗机构的医生决定处方给患者服用药品的数量和种类，满足患者用药需求。

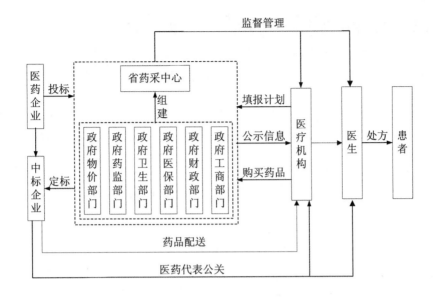

图7-1　药品集中采购流程图

药品集中采购流程涉及诸多利益相关者,主要有医药采购中心及政府相关部门、医疗机构及医生、医药企业、患者等。在整个采购过程中,省采购中心主导并负责药品的招标采购工作,决定药品的招标、评标、药品采购的质量和药品采购的价格上限等。政府物价部门负责制定和实施药价相关的政策和制度,并督导、检查和指导药品价格的监管工作;政府药监部门负责医药企业新药的资质和审批工作;政府卫生部门负责医疗卫生单位资格准入审批工作;政府工商部门负责医药企业和配送企业资格准入审批工作;政府财政部门负责资金的投入;政府医保部门负责确定医保用药目录。

在药品集中采购流程中,省采购中心不直接参与药品集中采购,对药品价格的形成没有产生影响,医疗机构需要根据患者的用药需求,及时填写并上报采购药品的品种、类别和数量,并且可以跟医药企业进行二次议价,而医生决定着采购的药品是否给患者使用。医药企业为了获得进行网上交易的资格以及医疗机构的采购量和医院内医生的处方量,可能会积极开展外部公关,游说医疗机构和医生采购并使用本医药企业的药品,甚至将一部分收益以药品折扣的方式返还给医院,给医生以高额的个人提成,助长了医疗机构和医生的道德风险行为。

四、药品集中采购政策实施中利益相关方博弈分析

1. 药品招标过程中招标方和医药企业的博弈

政府制定药品集中采购目录，组建招标工作小组，进入药物目录的企业参与投标，经招标小组审核和评标后，确定中标企业。投标企业有两种，分别为高效率和低效率的，招标小组依据投标企业的报价判断其效率类型，价格低效率相对就高，反之则效率低。因为低效率的企业可以通过牺牲产品的质量来降低价格，在药品的质量问题很难评判的情况下，缺乏有效信息对企业做出甄别，招标方仅依据价格来选择，在市场均衡的情况下往往中标的是低效率的企业，而高效率的企业可能会退出招标市场，这即是经济学上的"劣币驱逐良币"现象。

引入参与人不固定时的重复博弈模型，假设两类药企分别提供高质量和低质量的药品参与投标，招标方在选择时不知道所接受中标企业的产品质量，如果不接受，效用为0，如果得到高质量的产品，效用为+1，如果得到低质量的产品，效用为-1。药企提供高质量产品的利润为+1，提供低质量的产品利润为+2。该支付矩阵如表7-1所示。

表 7-1　　　　　　　药品招标过程中质量博弈的得益矩阵

招标方	药企	
	高质量	低质量
接受	1, 1	-1, 2
拒绝	0, 0	0, 0

在一次性博弈中，唯一的纳什均衡是(拒绝，低质量)，但在无限次重复博弈中，假设药企的贴现因子为δ，如果招标方选择接受，药企提供高质量产品的贴现值大于提供低质量产品的收益值2，其条件是

$$0 + \delta \times 1 + \delta^2 \times 1 + \cdots \geqslant 2$$

得到

$$\delta \geqslant \frac{1}{2}$$

该重复博弈子博弈精炼纳什均衡的结果是(接受,高质量)。

药品招标只有预期到不曾提供低质量产品的药企会继续提供高质量产品,其最优策略是接受该企业中标,反之则拒绝。因此,该药品招标市场能够长期存在并获得成功的一个重要原因是创造一个"长期的参与人",这样一个参与人出于对未来利益的考虑会更讲信用。

长期以来,药品销售是医院主要利润来源之一,对于同类药品,医院和医生出于获利的目的,自然倾向于选择价格较高的品种,因为缺乏对医院和医生完善有效的绩效考核机制,难以依据政策实施效果和代理人的努力程度给予其合理的补偿或奖励。由于委托人很难诱使代理人选择其所期望的行为,政府和采购机构会通过行政指令的方式安排医疗机构的采购行为,医院和医生参与药品采购的积极性不高。如果不能对药品质量、疗效、类别等综合信息进行全面而准确的评估,导致对低价药品的过度追逐,结果是一部分药品的中标采购价格低于其生产成本,一些经典廉价药品因此停产或者彻底退市。

2. 药品带量采购模式下采购方与医药企业的讨价还价博弈分析

(1)药品带量采购模式概述

随着药品集中招标采购政策的全面贯彻实施,药品供应保障体系不断健全和完善,针对政策推行中医院药品招标与采购脱节、部分药品价格虚高不下以及药品回扣等问题,国务院办公厅和国家卫计委相继提出,需要进一步提高医院在药品采购中的参与度,发挥集中批量采购优势,落实带量采购,采取招采合一、量价挂钩等措施。

我国现行的药品"带量采购"模式是在省级集中招标采购的基础上,由医疗机构或医联体与药企进行成交确认,兼顾药品中标价格和采购数量,通过以"量"换"价"的方式,明确采购的品种、数量及价格等,达到合理降低药品价格的目的,最终降低药品费用支出。在公立医疗机构药品采购过程中,医院或医疗机构联合体选择省级招标平台确定的中标企业,与之签署购销合同并支付货款。医疗机构确定药品数量,企业据此给予一定的药品折扣比例,由于组织批量生产和规模销售可以降低生产经营成本,医疗机构和药企均能获利。药品

"带量采购"模式的推行将会规范药品流通秩序，减轻患者用药负担，促进医药行业重组和整合，提高产业集中度，但是也牵涉到一些利益相关方的得益或损失。在缺乏相应利益保障机制的条件下，会遭到利益受损方的抵制或消极应对，推行进展缓慢，预期效果也不理想。因此，如要使"带量采购"政策得以顺利实施并达到预期目标，需要重新调整原有的利益格局，构建医疗机构与医药企业之间的价格谈判机制。

（2）药品采购方与医药企业的讨价还价博弈分析

在药品带量采购模式下，药疗机构或医联体与医药企业基于合同的博弈关系分为两个阶段，在合作博弈阶段，药品采购方与药企联手缔结合约，对于合同的条款进行设定或改进，参与人之间的联合能创造更大价值，并以协议的形式对创造的价值进行分配；在非合作博弈阶段，参与人需要执行所缔结的合同，实现各自的利益目标。

① 药品采购方与医药企业的合作博弈。在合作博弈阶段，药品采购方与医药企业需要签署有约束力的协议，在相互信任和遵守承诺的基础上，在药品订购数量、价格、质量以及配送方式等方面可以讨价还价。在合作博弈框架下讨价还价问题的解决，首先是找到最优方案实现所创造共同价值的最大化，提供充足的可供分享的剩余；其次是由各自的谈判力计算其得益情况，谈判力表示参与人在合适的时机有策略地进行讨价还价的能力，只有在信息公开和双方地位大致对等的前提下，药品采购方和医药企业才能达成彼此接受和认可的协议；最后是确定剩余的分割或分配，是否在公平和公正的原则下，通过一定的收益补偿和转移方式，实现药品降价后剩余的再分配。

在讨价还价问题中，用谈判集 $V(N, d)$ 表示参与人所选择方案的得益向量集合，N 为博弈双方接受的得益组集合 $\{n\}$，d 表示缺省结果，即参与人不能达成协议情况下对应的得益向量，每个参与人都可以不赞同合同提议而导致缺省结果，缺省得益为 d_i。假设 $v_1(z)$、$v_2(z)$ 分别表示参与人 1 和参与人 2 在协议条款 z 下的收益，在效用可转移的情况下，用 k 表示缔约的收益转移，两个参与人的得益分别为 $u_1 = v_1(z) + k$ 和 $u_2 = v_2(z) - k$。

在任意的 z 和 k 下，双方创造的共同价值是 $v^* = v_1(z) + v_2(z)$，协定的剩余为合同的共同价值和没有达成协定时参与人得到的共同价值的差，即 $\pi^* = v^* -$

d_1-d_2。由于理性的参与人不会接受一个使他的得益少于缺省得益的协定，参与人将根据剩余而不是共同价值的多少来讨价还价，用 φ_1 和 φ_2 表示双方的谈判力即获得剩余的比例，$\varphi_1+\varphi_2=1$，双方在协议中所获的最终得益包括缺省得益和所得的剩余份额，分别为：

$$u_1^* = d_1 + \varphi_1(v^* - d_1 - d_2) = v_1^* + k \tag{7-1}$$

$$u_2^* = d_2 + \varphi_2(v^* - d_1 - d_2) = v_2^* - k \tag{7-2}$$

② 药品采购方与医药企业的非合作博弈。在非合作博弈阶段，药品采购方和医药企业对达成何种协议以及如何执行该协议彼此存在分歧，在谈判中双方会轮流出价，基于对收益的分配构成一个多回合讨价还价博弈。假设双方合作时总收益为 1，药品采购方和医药企业对收益的分配构成一个多回合讨价还价博弈。谈判每进行一个回合，由于时间费用和利息损失，双方的利益要打一个折扣，用折扣因子 $\delta_i(0 \leq \delta_i \leq 1)$ 表示参与人 i 的消耗系数。

在第一回合，参与人 1 药品采购方的方案是自己得到 x_1，参与人 2 医药企业得 $1-x_1$，如果药企接受，谈判结束，如果不接受，则进入下一回合。药企的出价方案是对方得到 x_2，而自己得到 $1-x_2$，如果采购方接受，各自的得益为 $\delta_i x_2$ 和 $\delta_i(1-x_2)$，如果不接受，进入第三回合，采购方继续出价。该三回合讨价还价博弈如图 7-2 所示。

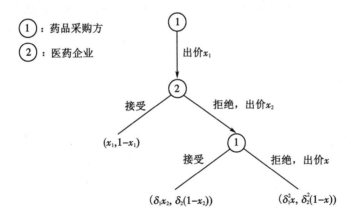

图 7-2 药品采购方与医药企业之间三回合讨价还价博弈

对于无限期的交替出价博弈，在第一期均衡时下列方程组成立：

$$\left.\begin{array}{l} \delta_1(1-x_2)=x_1 \\ \delta_2(1-x_1)=x_2 \end{array}\right\} \qquad (7-3)$$

求解该方程组得到子博弈完美均衡结果，达成一致时参与人 1 和参与人 2 的得益分别为：

$$x_1=\frac{1-\delta_2}{1-\delta_1\delta_2} \qquad (7-4)$$

$$1-x_1=\frac{\delta_2(1-\delta_1)}{1-\delta_1\delta_2} \qquad (7-5)$$

由此可见，参与人 1 的均衡得益在 δ_1 变大或 δ_2 变小时会提高，而参与人 2 的均衡得益在 δ_2 变大或 δ_1 变小时会提高。折现因子表示参与人的耐心程度，数值越大越有耐心，则对其越为有利。耐心程度与参与人双方对协议的违约成本和履行能力相关：一方面，参与人违约成本越低，将越有耐心拖延协议的执行，反之，违约成本高将有利于协议的执行；另一方面，参与人对协议履行能力的强弱也会影响到协议能否顺利执行，履行能力强，则有利于协议的执行，反之则不利。

由于医药行业的产业集中度低以及生产企业的"散、小、乱、差"现状，再加上不规范的药品流通秩序，药品集中采购政策的效果大打折扣。谈判双方存在地位不对等和信息不对称等因素，如药品的最终采购权和处方权主要掌握在医院和医生手中，医疗机构可能会利用自身的特殊垄断地位人为压低药品价格；而医药企业可能会利用自身的信息优势，以低价药或仿制药冒充原研药，推高产品价格，或者擅自更改产品配方或工艺流程，降低产品质量从而减少企业成本，这些都不利于双方协议的顺利达成。

参与人对协议的违约成本和履行能力关系到双方合同的顺利执行，药品采购方可能会有违规标外采购、合同之外"二次议价"等行为，供货方可能会故意降低产品质量、不按规定供货甚至停止供货等。另外带量采购需要占用大量资金，会影响到医院的现金流，而医药企业可能因为药品流通费用上涨或与医疗机构协调沟通不畅等原因，导致药品供应配送不及时等问题，这些都不利于双方对协议的顺利履行。

3. 药品使用过程中医患双方的博弈

由于医疗机构既是医疗服务的提供方，又是药品销售方，医生作为患方代理人，承担着双重任务。一是以最高效快捷的方式让患者得到高质量的医疗服务，这往往需要通过使用高价药和创新药来实现；二是更多地处方医保目录内药品或基本药物，通过成本降低、资源节约的方式来控制医疗价格。由于患者关注的往往是医疗质量和治疗效果，限于专业知识或信息交流等原因，对于代理人花在价格控制上即诊疗时是否更多使用低价或基本药物并不了解，前一种努力活动是可以观测的，而后一项努力活动是不可测度的。因为代理人付出的两种努力活动具有很强的替代性，导致医生更多地使用高价创新药而忽视了对药价的控制和对医疗资源的节约，有为患者开大处方、过度检查、过度治疗的倾向。委托人如要诱使代理人增加使用低价药物的努力，为此支付的代价会随着代理人风险规避程度的增加而增加。如果代理人风险规避程度很高，委托人只能采用固定工资合同，由此导致代理人付出低程度的努力。

假设医疗机构的努力向量为 $\gamma=(\gamma_1, \gamma_2)$，$\gamma_1$ 为花在价格控制即更多使用低价药物上的努力，γ_2 为花在诊疗质量即使用高价药物上的努力。$B(\gamma_1, \gamma_2)$ 表示努力的期望收益，所有权归委托人；$C(\gamma_1, \gamma_2)$ 表示努力的成本，由代理人承受；x_1，x_2 分别表示花在不同努力水平上的可观测的信息量：

$$\left.\begin{array}{l} x_1 = \mu_1(\gamma_1) + \varepsilon_1 \\ x_2 = \mu_2(\gamma_2) + \varepsilon_2 \end{array}\right\} \tag{7-6}$$

其中，ε_1，ε_2 为随机向量。

假设委托人为风险中性的，代理人为风险规避的，代理人的工资函数取线性形式：

$$s(x) = \delta + \beta_1 x_1 + \beta_2 x_2, \ \delta \tag{7-7}$$

其中，δ 为固定工资部分。患者限于专业知识或信息传递等原因，对于代理人花在价格控制上即诊疗时是否更多使用低价药物并不了解，该项努力活动是不可测度的。患者更关注的是医疗质量和效果，即是否更多使用高价药物，则后一种努力活动是可以观测的，唯一的信息集为：

$$x = x_2 = \gamma_2 + \varepsilon_2 \tag{7-8}$$

为简化推导过程，引入激励因子 β_2 的约束条件：

$$\beta_2 = \frac{B_2 - B_1 C_{12}/C_{11}}{1 + \rho\sigma_2^2(C_{22} - C_{12}^2/C_{11})} \tag{7-9}$$

其中，β_2 是风险规避度 ρ、第二项努力活动边际成本的变化率 C_{22} 和方差 σ^2 的递减函数。因为代理人付出的两种努力活动具有很强的替代性，则 $C_{12} > 0$，由式(7-9)可知，C_{12} 值越大，β_2 值将越小，而较高的 β_2 会诱使医生更多地使用高价药物而忽视了对医疗资源的节约和药价的控制，导致代理人有为患者开大处方、过度检查、过度治疗的倾向。委托人如要诱使代理人增加使用低价药物的努力，要么直接奖励该项活动，要么减少该活动的机会成本即弱化对其他活动的激励。

随着公众健康需求的不断增加，疾病模式的变化，对医疗卫生服务提出了更高的要求，加大了医师的诊疗风险，医生必然会更多借助于高、精、尖的技术以及高价创新药来迎合患者的需求，一定程度上降低了自身的执业风险，但推动了医疗费用的不断攀升。作为医疗费用主要支付者的医保机构，由于其并非独立于政府部门和医疗机构的第三方，没有真正介入到药品的购销和使用当中，担负起监督医生对药品使用的责任。医保机构为了达到控制药价和降低医疗费用的目的，主要精力放在控制和防范参保患者与医生的事后道德风险问题上，减少患者对医疗服务的过度消费，避免医生向患者提供过多高价药品或昂贵的医疗服务，如设置医保药品报销目录、采取报销比例、起付线、封顶线、改革医保费用结算支付方式等诸多手段，而很少参与到前期的购销和使用环节，对药价上涨和医疗费用膨胀的制约作用没有得到充分发挥。

五、结论与建议

1. 健全和完善公立医院绩效考评制度，调动医务人员的积极性

随着药品加成政策的逐渐退出后，医疗机构的收入会相应减少，可以适当调整各类医疗服务的诊疗价格，完善激励约束机制，提升医院的经营管理水平，使医疗机构能通过自身的技术实力和良好的服务获得合理的收入与回报。通过健全和完善公立医院绩效考评制度，实施科学的预算管理、成本管理和收入分配机制，发挥绩效考评在引导、提升公立医院服务质量和水平中的作用，促使

其放弃对药品收入的过多依赖，创新医疗服务理念、方法，为患者提供优质、高效的医疗服务。同时，规范公立医院内部人才评价和绩效考核体系，医务人员的薪酬水平应体现其劳务价值，使医生能凭借自身的技能和诊疗水平获得良好的回报，实现自身的价值。建议按公立医院等级和医生技术级别确定与之对应的诊疗价格，诊疗费、手术费、护理费等应体现其服务的价值，在补偿合理成本的基础上实行按质论价。在体制上放开医生自由流动和多点执业的限制，使医疗服务价格能体现医生劳动的价值，激发医务人员努力工作的积极性。

2. 推行并优化带量采购模式，使政策效应所创造出的共同价值最大化

积极推行并优化药品"带量采购"模式，逐渐规范药品流通秩序，减轻患者用药负担。在推行带量采购模式时，博弈双方采购协议达成的前提，首先取决于能否最大化政策效应所创造出的共同价值。鉴于当前医药行业产业集中度低以及药品流通领域不规范问题等，影响到带量采购政策的有效实施。应当发挥政府的主导作用，积极引导优势企业通过收购、兼并和重组等方式，提高行业整体的产业集中度。在药品招标阶段，除了质量和价格因素，还应综合评估中标企业的规模实力、品牌形象、技术水平和资质等，在保障带量采购药品质量的前提下，提高药品生产效率，降低其成本。鼓励药品采购方与生产企业直接开展价格谈判，减少药品流通环节，推动建立并不断完善全国性的药品流通网络和物流体系，打造标准化、信息化、现代化的物流配送方式，实现药品流通的高效、方便和快捷，降低流通费用。药品"带量采购"模式能通过倒逼机制推动医药企业提高自主创新能力和提升品牌实力，但也会导致一些竞争实力不强的中小企业退出医药市场，对地方经济发展和人口就业带来不利影响，需要政府制定相关的配套政策和措施，将改革中的负面效应降到最低限度。

3. 构建医院和药企之间平等谈判的博弈格局，调动双方参与价格谈判的积极性

药品采购方和医药企业都应被赋予一定的谈判能力，只有在信息公开和双方地位大致对等的前提下，才能达成被彼此接受和认可的协议。由于药品销售的主要渠道仍然是通过医院提供给患者，医疗机构可能会利用自身的特有垄断

地位，人为压低药品价格。而医药企业可能会利用自身的信息优势，以低价药或仿制药冒充原研药，推高产品价格，或者擅自更改产品配方或工艺流程，降低产品质量从而减少企业成本。应构建医院和药企之间平等谈判的博弈格局，建议由来自医疗机构、科研院所和医保部门等各方专家组建谈判团队，对中标药品的选择坚持"质量优先、价格合理"原则，要求药企提供药品定价依据和成本核算清单，并参考同类药品价格和行业平均收益率情况，在协商一致的基础上审核确定药价合理浮动范围。

在药品监管上严格新药审批标准，适当提高市场准入门槛，激发医药企业自主研发知识产权和核心技术的积极性，同时建立全国性的药品监管信息平台，增强公众对药品监管的参与度。即使是按照 GMP 标准和 GSP 标准审批的药品生产经营企业，也应加强对其跟踪检查，建立长效的监管机制。在监管机制完善且运行良好的前提下，药品采购方和医药企业各自拥有的谈判能力得以有效发挥，将会主动积极地参与价格谈判，有助于谈判双方顺利达成有约束力的协议。

4. 以公正合理的收益补偿和转移方式，实现药品降价后剩余的再分配

在公平和公正的原则下，通过合理的收益补偿和转移方式，实现药品降价后剩余的再分配。可以以药品医保支付价或市场价为相应基准，将其与采购结算价之间差额的一定比例划出，对医疗机构进行补偿或奖励。药价降低后患者对医疗服务的需求数量有所增加，可以通过使医疗机构的收入水平与药事服务的次数或点数相挂钩，采用适当提高药事服务费、专家诊疗费等方式，保障其收入水平稳步增加。对中标企业中一些规模大、技术实力以及品牌影响力均较强的企业，加大扶持和支持力度，通过设立创新发展基金，引导产、学、研合作等方式，提升企业新药研发技术水平，优化生产工艺。另外，将患者用量大、疗效好的一些创新药物纳入基本药物目录和医保目录，增强医药企业市场竞争力，扩大市场覆盖面，使其研发和生产成本能得到合理弥补并能获得正常利润。

5. 营造良好的药品采购环境，通过平等协商谈判解决分歧和争议

参与人对协议的违约成本和履行能力关系到双方合同的顺利执行。药品采购方可能会有违规标外采购、合同外二次议价等行为，供货方可能会故意降低

产品质量、不按规定供货甚至停止供货等。因此，应规范药品采购中医疗机构和医药企业的购销行为，制定、完善药品采购合同实施细则，营造公开、公平、公正的药品采购环境，建立问责机制并附有明确的惩处措施，违规者应对违约行为付出相应的代价，保障采购合同的正常执行。

带量采购能减少流通环节，降低医院采购成本，但也会占用大量资金，影响到医院的现金流，而医药企业可能因为与医疗机构沟通协调不畅或流通费用上涨等因素，导致药品供应配送不及时等问题，这些都影响到双方对协议的顺利履行。为了提升双方对协议的履行能力，一方面可以通过设立药品采购专项周转资金或提供优惠贴息贷款方式，帮助医疗机构支付药款；另一方面，在提高医药行业市场集中度的同时，以现代化的信息手段，加快药品集中招标采购全过程于一体的信息化平台建设，贯彻实施药品集中采购中以量控价、优质优价以及阳光选购、阳光配送、阳光结算等原则，实现对药品采购工作全程、实时、动态监督管理，在公开、透明的原则下，医疗机构和医药企业通过开展平等的协商谈判，有助于双方分歧和争议的顺利解决，使合同被有效执行并获得各方满意的结果。

6. 建立完善的社区首诊和分级诊疗制度，引入医保支付价格管理

随着基本药物制度在基层医疗机构的全面贯彻实施，建立完善的社区首诊和分级诊疗制度，能将一部分可用常规药物或低价药品治疗的患者分流在基层，很大程度上降低医药费用的支出。应不断提升基层医疗机构的服务能力，加大全科医生的培养力度，建立上下级医院之间的联合协调机制，实现优质医疗资源的下沉使用，降低医生的诊疗风险。改革公立医院补偿机制和支付方式，实施并完善总额预算管理，医保基金按病种付费、按服务单元付费等方式，促使医疗机构主动控制成本，减少医师对高价药或创新药的依赖，弱化对其使用的激励。医保部门应该加强处方数据的分析，定期公布处方信息，让专家和公众共同监督医生的处方行为。同时制定药品替代规则，规定医生和药师在遵守诊疗规范的基础上，尽可能用执行谈判价格的药品替代不执行谈判价格的同类药品。

为了切实发挥医疗保险机构作为第三方所承担的购买服务功能，应建立医

保机构、医疗机构、药品供应商三者之间对药价的协商谈判机制，加强医保对统筹区域内医疗费用膨胀的有效制约。药价管理应引入医保支付价格管理制度，充分发挥医保报销对市场药价的制约作用。当药品实际购价低于医保支付价格基准时，可按实际购价报销，政府可将中间差额部分用于对医院的补偿或奖励，有助于财政资金的节约使用；反之，当药品实际购价高于医保支付价格基准时，超出部分将由患者自己负担，患者对超出部分的敏感度将会增大，医生处方行为和患者用药行为都会因此发生变化，进而影响到市场药价的形成。由于医保只认可与当前社会发展水平相适应并且有质量保障的价格，医保支付价有助于形成合理的质量差价，一方面可以使我国广大患者得到更好的保障，另一方面能鼓励药品制造行业不断加大科技创新的投入，不断提高产品质量来满足患者用药需求。

第二节　医保谈判机制运行的障碍因素与对策探讨

在 2009 年初新一轮医改方案提出，"要积极探索建立医保经办机构与医疗机构、药品供应商的谈判机制，发挥医疗保障对医疗服务和药品费用的制约作用"。从谈判主体和谈判内容的角度来界定，医保谈判机制可以解释为医疗保险经办部门代表参保方利益，与其他利益相关方如医疗机构、医药企业及政府相关部门等，就医疗服务质量、服务价格、费用支付方式、结算标准等诸多方面，进行沟通协商以达成协议的一系列制度和规范的总称。医保谈判机制的构建，有助于在各个利益相关方之间形成责任与权利共享的规则秩序，协调各方利益冲突，推动建立科学合理的医药价格形成机制，降低患方医药费用，提高医保基金使用效率，促进医药改革的进一步深化。

一、医保谈判机制运行现状概述

随着新一轮医疗改革的推进，四川成都、吉林长春、江苏镇江等地率先探索开展了医保谈判的实践，成都的谈判是针对医保目录内价格相对昂贵的药品、医疗服务费用的预算和结算等，长春市和镇江市都是推动医保支付方式深化改革的谈判。在此过程中，上海、辽宁尝试医保付费总额控制下的协商谈判，浙江、江苏、江西以及青岛等地对一些特殊高值药品进行价格谈判，以降低药品价格。另外，安徽芜湖市试点药品集中带量采购，政府与中标配送医药企业谈判协商，将药品销售总额的一定比例作为"药品供应链增值服务费"，由政府统筹安排，用于补偿公立医院因取消药品加成减少的合法收入；福建三明市建立医疗保险经办机构与定点医疗机构、药品耗材供应商的谈判机制，发挥医保谈判对医疗服务价格和药品耗材费用的制衡作用。

全国其他一些地区所开展的医保谈判，基本与上述的方案模式类似，谈判机制的顺利运行，一定程度上遏制了医疗费用不合理增长，减轻了参保人的就医负担，减少了医保基金的不合理支出。但 2017 年以前医保谈判大多局限在一些经济相对发达的省市，除了芜湖市和三明市等少数医改推进较快的城市，谈判主要还是通过费用支付结算或特殊类药品降价方式控制医保费用，范围不广，层次也不高，谈判各方平等协商的机制有待建立和完善，在价格调节、成本控制、质量提升以及利益冲突协调等方面，医保谈判的作用还没有得到真正有效的发挥。

二、医保谈判机制运行的障碍因素分析

医保谈判的整个过程可大致分为两个阶段，在第一个阶段各个参与人之间缔结合约，彼此的联合能创造价值，每个人的状况得到改善，即合作博弈阶段；在第二个阶段协议的最终达成，需要决定如何分配价值，受各方的谈判力、谈判程序、缔约环境等因素影响，为非合作博弈阶段。因此，医保谈判机制的成功构建，在合作博弈阶段，需要参与人之间联合或者第三方介入找到解决办法；在非合作博弈阶段，收益在参与人之间合理分配，需要各方的妥协以达成均衡。

医保谈判机制的运行涉及诸多利益相关方，主要有患者和作为患方代表的医保机构、医疗服务提供方、医药企业、其他政府行政部门等，这些团体或个人对谈判的参与程度如何、在谈判过程中彼此对利益的博弈，将影响到谈判是否顺利进行和最终取得的成效，谈判机制运行所面临的主要障碍因素如下。

1. 各个利益相关方对谈判的参与缺乏足够的能力或意愿

政府代表全体公民的利益，通过推动医保谈判机制的顺利运行，让谈判成果惠及人民，提高医保的保障能力和保障水平。同时，政府希望通过与提供方

谈判，促使医疗机构和医生提供高质量医疗服务，控制医疗服务成本和价格，抑制医疗费用不合理上涨，提高医疗服务的效率。另外，与医药企业的谈判需要在保障药品的质量和药企正常利润前提下，以尽可能低的价格供应各类药品。谈判工作涉及面广，需要政府有较强的统筹协调与决策能力。医疗保险机构作为政府的一个部门，主要负责医保基金的筹集和使用，基金管理的目标是"收支平衡、略有结余"，而谈判工作牵涉到卫生、物价和财政等众多部门，往往超出医疗保险机构一个部门的权限范围，如果缺乏相应的顶层设计和各部门之间的协调配合，谈判难以获得预期效果。

参与人之间的谈判也即讨价还价博弈，在博弈进程中各方是否能达成一个协议，往往是根据其自身的得益状况进行权衡的结果。假设存在两个参与人，假设各方对参与人 2 支付给参与人 1 的货币转移以及其他条款，比如是否建立合作伙伴关系或者收益分配等问题来讨价还价。用 t 表示缔结合约的货币转移，用 z 表示合约条款，t 为正值表示货币从参与人 2 转移到参与人 1，而负值表示的方向则相反。

参与人 1 的得益为：

$$u_1 = v_1(z) + t \tag{7-10}$$

参与人 2 的得益为：

$$u_2 = v_2(z) - t \tag{7-11}$$

其中，v_1，v_2 表示与合约条款的函数关系，$z=1$ 表示建立合作伙伴关系，$z=0$ 表示不建立合作伙伴关系。达成协议与不达成协议时总体得益之差为协定的剩余，可表示为：

$$\Delta U = [v_1(1) + t + v_2(1) - t] - [v_1(0) + v_2(0)]$$
$$= [v_1(1) + v_2(1)] - [v_1(0) + v_2(0)] \tag{7-12}$$

当 $\Delta U > 0$，只有协定能产生剩余时，协议才可能达成。

协议达成还必须满足另外一个条件，参与人的状况只能变好而不能变得更坏，参与人 1 和参与人 2 得益的增加值表示如下：

$$\Delta U_1 = v_1(1) + t - v_1(0) > 0 \tag{7-13}$$

$$\Delta U_2 = v_2(1) + t - v_2(0) > 0 \tag{7-14}$$

参与人之间通过货币的转移，利益受损的一方可以得到补偿，各方的收益都得到足够的改善。

医疗服务提供方作为保险方和被保险方共同的代理人,需要提供质优价廉的医疗服务,控制医疗费用的浪费,同时自身获得合理报酬和收入。在目前医药尚未完全分开、医疗服务的价格也没有真正体现医师劳务成本情况下,政府对公立医院的补偿和监管机制还不健全,医院还需要通过药品或检查弥补自身收入的不足,如果利益格局没有理顺,自身的正常合理收益得不到有效保障,医疗服务提供方缺乏参与谈判的意愿。医保机构作为药品和医疗费用的最终支付方,对药品价格缺少决策权。医药企业首先考虑的是所生产药品通过政府的招标采购,能获得进入医院销售的资格,然后才是与医保机构谈判,纳入医保目录或降低药价,扩大其销量,医药企业缺乏参与谈判的积极性。

2. 医疗服务提供方对风险的规避导致其努力程度降低

医保部门与医疗机构的谈判主要围绕所提供医疗服务的质量、价格和数量来进行,决定对提供方补偿的额度和方式。保险方希望供方增加在采用适宜技术、减少过度医疗、控制成本和资源浪费上的努力程度,由此决定支付水平。保险方作为信息劣势的委托方,观测不到作为信息优势方的代理人行为,在非对称信息下,委托人为了最大化自己的期望效用,需要选择满足代理人激励相容和参与约束的激励合同。代理人有高努力程度和低努力程度两种选择,医保基金的节约和高效率使用除了取决于代理人努力程度,还受到一些外部环境和条件的影响,例如不同区域人口规模结构、居民健康状况如何等,代理人有可能被错误地惩罚和奖励。医保部门由政府设立,代表全民的利益,又有国家财政实力做后盾,是风险中性者,而医疗服务提供方需要对患者的健康和生命安全负责,属于风险规避型,委托人承担较大或全部风险,代理人承担较小风险或不承担。而代理人越是风险规避,产出的不确定性越大,委托方的奖励支付越小,代理人的努力程度降低,承担的风险进一步减小,帕累托最优无法实现。在一些省市试行医保总额预付后,曾出现拒收医保患者,推诿重症患者的现象,医疗服务提供方以降低医保患者医疗服务效率和质量水平为代价来控制费用。代理方不愿承担较多风险,导致其努力程度降低。

由于委托人是风险中性的,代理人是风险规避的,可以假设存在如下线性合约：

$$s(\pi) = \alpha + \beta\pi \tag{7-15}$$

α 是委托人给代理人的固定支付，与产出 π 无关，β 是代理人分享的产出份额，表示产出的增加代理人的收入也随之增加。$\beta=0$ 表示代理人不承担任何风险，$\beta=1$ 表示代理人承担全部风险。d 是代理人的努力变量，产出 $\pi=d+\theta$，θ 是外生的不确定因素，是均值为 0、方差等于 σ^2 的正态分布随机变量。存在

$$\left.\begin{array}{l} E\pi + E(d+\theta) = d \\ Var(\pi) = \sigma^2 \end{array}\right\} \tag{7-16}$$

委托人的得益等于产出减去对代理人的支付水平，则委托人期望得益为：

$$Ev[\pi - s(\pi)] = E(\pi - \alpha - \beta\pi) = -\alpha + E(1-\beta)\pi = -\alpha + (1-\beta)d \tag{7-17}$$

假定代理人的得益函数具有不变风险规避特征，即 $u = -e^{-\rho w}$，其中 ρ 是绝对风险规避度量，w 是实际货币收入。假定代理人努力的成本 $c(d)$ 可以等价于货币成本。为了简化起见，假定 $c(d) = bd^2/2$，$b>0$ 代表成本系数，其值越大，同样的努力带来的负效用越大。代理人的实际得益为：

$$w = s(\pi) - c(d) = \alpha + \beta(d+\theta) - \frac{bd^2}{2} \tag{7-18}$$

代理人的期望收入为 Ew，代理人的风险成本为 $\rho\beta^2\sigma^2/2$，代理人的期望得益等于期望收入减去风险成本的差值，该差值为：

$$Ew - \frac{\rho\beta^2\sigma^2}{2} = \alpha + \beta d - \frac{\rho\beta^2\sigma^2}{2} - \frac{bd^2}{2} \tag{7-19}$$

令 $\bar{w}$ 为代理人的保留收入水平，如果代理人的期望得益小于 $\bar{w}$，代理人将不会接受该合同。因此，代理人的参与约束可以表述如下：

$$\alpha + \beta d - \frac{\rho\beta^2\sigma^2}{2} - \frac{bd^2}{2} \geqslant \bar{w} \tag{7-20}$$

如果代理人的努力水平 d 不可观测，给定 (α, β)，代理人的激励约束意味着 $d=\beta/b$，委托人的问题是选择 (α, β) 求解如下最优化问题：

$$\max_{\alpha, \beta} \left[-\alpha + (1-\beta)d \right] \tag{7-21}$$

$$s.t.(IR)\ \alpha + \beta d - \frac{\rho\beta^2\sigma^2}{2} - \frac{bd^2}{2} \geqslant \bar{w} \tag{7-22}$$

$$(\text{IC})\, d = \frac{\beta}{b} \qquad\qquad (7\text{-}23)$$

将参与约束(IR)和激励约束(IC)带入目标函数,得到如下最优化问题的表达式:

$$\max_{\beta}\left[\frac{\beta}{b} - \frac{\rho\beta^2\sigma^2}{2} - \frac{b\beta^2}{2} - \bar{w}\right] \qquad\qquad (7\text{-}24)$$

式(7-24)对 β 求一阶导数,一阶条件为:

$$\frac{1}{b} - \rho\beta\sigma^2 - \frac{\beta}{b} = 0 \qquad\qquad (7\text{-}25)$$

即

$$\beta = \frac{1}{1 + b\rho\sigma^2} > 0 \qquad\qquad (7\text{-}26)$$

上述条件意味着,在代理人努力水平不可观测条件下,即非对称信息下,如要实现帕累托最优,代理人必须承担一定风险。β 是 ρ、σ^2 和 b 的递减函数,代理人越是风险规避,产出的方差越大,代理人越是害怕努力工作,他所承担的风险就会越小。在极端情况下,如果代理人是风险中性的,即 $\rho=0$,最优合同要求代理人承担全部风险,即 $\beta=1$。

为了降低委托方的风险成本,避免代理人低努力程度带来的低产出,委托方需要设计好对代理人的激励合同,建立对代理人业绩的客观评价标准,在外部条件不利时增加代理人的报酬,有利时减少代理人的报酬,在强化激励合同、提高代理人分享剩余份额的同时,实现委托代理双方对风险的合理分担。

3. 不完全信息下低利润医药企业拒绝接受谈判合约

政府或医保机构与医药企业的谈判主要是关于药品价格和购买数量的博弈,由于政府或医保机构代表患方利益,药品付费方往往很难了解医药企业的真实经营情况,药企也不清楚政府或医保机构的决策行为,谈判有时会破裂而达不成任何协议,双方属于不完全信息下的博弈方。药品付费方知道药企的利润服从某一区间分布,为了简化分析,假设双方谈判的内容只有一个,就是药品价格。如果谈判达不成,患者将会承受高药价。谈判进行两个回合,第一个回合药品付费方提出降价要求,如果药企接受则谈判结束,如果不接受进入第二个回合，药品付费方会修正对药企的利润判断，调整所要求的降价幅度，如果药企的利润超过付费方提出的要求，则接受付费方的降价要求，否则会拒绝。

假设医药企业的利润 λ（没有降价前）是其内部信息，药品付费方并不知道，只知道医药企业的利润标准分布于区间 $[0, 1]$ 之间。设药品付费方第一回合提出的降价幅度要求为 q_1，第二回合提出的降价幅度要求为 q_2。如果第一回合医药企业接受药品付费方的要求，付费方的得益为 q_1，医药企业的得益为 $\lambda - q_1$。如果协议在第二回合达成，由于存在时间价值、谈判成本和生产损失等，双方得益要打折扣，折扣因子为 δ，药品付费方得益为 δq_2，医药企业得益为 $\delta(\lambda - q_2)$。如果第二回合仍达不成协议，双方的得益都为 0。

该博弈完美贝叶斯均衡的推导过程较为复杂，在此省略，直接给出其唯一的完美贝叶斯均衡如下：

① 在第一回合药品付费方要求降价幅度为：

$$q_1^* = \frac{(2-\delta)^2}{2(4-3\delta)} \tag{7-27}$$

② 如果医药企业的利润超过

$$\lambda_1^* = \frac{2-\delta}{4-3\delta} \tag{7-28}$$

则医药企业接受 q_1^*，否则拒绝 q_1^*。

③ 如果第一回合降价要求被拒绝，药品付费方对医药企业利润的判断修改为标准分布 $[0, \lambda_1^*]$，第二回合要求降价幅度为：

$$q_2^* = \frac{\lambda_1^*}{2} = \frac{1}{2} \times \frac{2-\delta}{4-3\delta} = \frac{2-\delta}{2(4-3\delta)} \tag{7-29}$$

④ 如果医药企业的利润超过 q_2^*，则接受该降价要求，否则仍然拒绝。

在上述完美贝叶斯均衡中，每个谈判回合都是利润高于临界值时医药企业接受药品付费方的降价要求，否则会拒绝。低利润的医药企业会忍受第一阶段协议达不成所带来的损失，以迫使药品付费方调整降价幅度要求。但是如果利润太低，即使很低的降价要求医药企业也无法接受，只能拒绝。完美贝叶斯均衡的结果是高利润医药企业接受，而低利润则拒绝。现实中医保药品谈判所达成协议的大多是一些高价特殊类药品，降价范围和幅度也比较有限，降低了患方享有的福利水平，没有有效发挥医保谈判对药价虚高的抑制作用。

如果药品付费方能够大致了解医药企业的生产经营情况，药企也知晓付费方的决策行为，在相对完全信息下，药品付费方决定药品的购买价格，药企决定供给数量。在两阶段博弈过程中，先由药品付费方提出药品价格，药企基于利润和成本的考虑提出得到多少供给数量。由逆推归纳法，药企由于价格下降带来的边际损失等于销售数量增加带来的边际收益，获得最大利润。在第二阶段药企会基于不同的价格提出不同的销售量要求，回到第一阶段，药品付费方在了解药企的决策后，会选择合适的药品价格，实现自身的最大效用。在子博弈完美纳什均衡下，两者的要求都能得到满足。

三、促进医保谈判机制顺利运行的对策建议

医保谈判机制构建的前提是相关各方的积极主动参与和协商合作，如要实现谈判机制的顺利有效运行，则应发挥政府的主导作用，科学设计并完善对医疗服务提供方的激励约束机制，实现风险的合理分担和有效化解，改善药品付费方所处的信息劣势地位，推行药品带量采购谈判，调整利益格局并照顾各方合理利益诉求。

1. 探索推进政府部门之间职能有机统一的体制机制改革，调动相关各方参与协商谈判的积极性

医保谈判牵涉的政府机构与部门众多，在具体实践中，对权利和责任难以做到平衡和共享，如果彼此之间的协作和形成的合力不够，谈判很难获得预期效果。党的十七大报告提出，应加大机构整合力度，探索实行职能有机统一的大部门体制，建议将人力资源与社会保障、卫生、财政、物价等部门的有关医疗卫生业务进行整合，如成立卫生与健康委员会，统筹协调相关事宜。在现阶段，政府可以搭建一个更高层级的管理平台，如医改领导小组或医改办，与各个部门充分协商、协调，处理价格谈判与现行政府定价、药品招标采购管理等诸多关系。通过探索实行政府部门之间职能有机统一的体制机制改革，提升医疗保险经办机构的地位、强化其医疗服务购买的责任，提高其管理水平和谈判能力，不断探索完善多元协商机制、责任共担机制、行政监管机制，通过平等谈判的方法平衡协调彼此利益关系，引入市场机制，进一步提高各利益相关方对

谈判的参与程度，调动各方力量的积极性、主动性、创造性，实现公平竞争、多元共治。

2. 提升医疗机构和医生对风险的承担和化解能力，强化公立医院激励约束机制

医疗服务提供方对风险的态度影响其努力程度，决定了谈判合约是否能顺利有效实施。建议支持成立区域性的医疗联合中心，促进不同医疗机构之间的技术协作和功能互补，加强沟通与合作，通过强化能力建设和制度建设，形成各级医疗机构密切协作的就医格局和就医秩序，不断提升医疗机构和医生对风险的承担和化解能力。鼓励公立医疗机构开展体制机制创新，健全和完善公立医院绩效考评制度，科学设计并完善对医疗服务提供方的激励约束机制，区分产出变化的原因是其自身的努力还是外部环境条件的影响所带来的，例如医疗机构减少了过多的检查和过度医疗，加强了对下级医疗机构的帮扶与合作，促进分级诊疗，提高服务质量和患者满意度，委托方应增加对其的奖励支付。如果收治了大量的常见病、多发病等普通患者，尽管诊疗费用和收入大幅增加，应减少对其的支付水平。

3. 推行多方协作参与的药品带量采购谈判，实现信息有效传递和公开透明

在不完全信息下达成谈判合同的多是一些高利润药企，如要获得药企的广泛参与，则需使其获得有保障的"数量"合同。应积极推行药品"带量采购"模式，发挥政府的主导作用，建议由来自医疗机构、科研院所和医保部门等各方专家组建谈判团队，改善医保药品付费方所处的信息劣势地位，要求药企提供药品定价依据和成本核算清单，综合评估中标医药企业的规模实力、品牌形象、技术水平和资质等，在协商谈判的基础上实现各自不同的利益诉求。在完全信息下有利于双方实现各自效用的最优化，应借助现代化的信息手段，加快药品招标采购协议达成及执行全过程于一体的信息化平台建设，贯彻实施药品带量采购中以量控价、优质优价以及阳光选购、阳光配送、阳光结算等原则，实现信息的有效传递和公开透明，作为患方代表的专家团队和医药企业之间通

过开展平等的协商谈判，有助于双方对剩余的合理分配和各自效用的最优化。

4. 调整利益格局并理顺利益关系，为医保谈判的顺利推进构建良好的平台基础

医保谈判的顺利推进需要改变原有的"以药补医"利益格局，药价虚高和过度医疗会导致患者利益和社会福利受损。随着药品加成政策退出和药品流通加价环节减少，应照顾各方的合理诉求，使各方都能分享到医药费用降低带来的剩余，为医保谈判的顺利推进构建良好的平台基础。建议完善激励约束机制，适当调整各类医疗服务的诊疗价格，增设药事服务费、医事服务费等，使医疗机构能通过自身的技术实力和良好的服务获得合理的收入与回报。同时医保机构强化医保基金收支预算，发挥各类医疗保险对医疗服务行为和费用的调控引导与监督制约作用，持续改进医保绩效支付体系。药品采购谈判的贯彻实施将逐渐规范药品流通秩序，增加药品消费者福利，同时会加剧医药生产企业、流通企业之间的竞争和整合力度，通过倒逼机制推动医药企业提高自主创新能力和提升品牌实力。但同时也会导致竞争实力不强的一些中小企业退出医药市场，对地方经济发展和人口就业带来不利影响，需要政府制定相关的配套政策和措施，降低谈判机制运行所付出的成本和代价。

第三节　医疗保险运行中的道德风险与控制

道德风险起初源于保险领域，后被引申到经济生活的其他领域，泛指市场参与者一方在信息不对称条件下为增进自身效用而做出的不利于另一方的行动。由于委托人和代理人的目标不一致，当代理人的行动不能完全被观测时，代理人在增进自身效用的同时，会做出不利于委托人的行动。医疗保险领域中的道德风险指由于医疗保险的第三方付费而引起的消费者或医疗机构态度或行为上的变化，患者在参保后，不太注意自己的健康行为，或者过于偏好高质、高价的医疗服务，会导致过度需求和消费医疗服务，医疗机构也会倾向于过度提供服务或诱导需求，同时，第三方支付制度的运行方式是否有效也会对医患

双方的道德风险行为发生影响。

一、医疗保险运行中的道德风险问题

1. 参保患者的道德风险问题

参保患者就诊时只需支付所消费医疗服务的部分费用,其余费用由第三方(即医疗保险机构)来支付,参保患者的医疗消费需求可能会过度膨胀,对道德风险的控制,一般是采取个人分担费用的支付机制,强化消费者的责任费用意识。目前我国实行的是统账结合的费用分担方式,有以两江(江苏镇江、江西九江)为代表的"通道式"和大部分城市起步阶段采用的"板块式"两种模式。"通道式"按实际发生的医疗数额划分支付范围,参保人员的门诊费用先由个人账户支付,个人账户用完后,超过起付标准的由统筹基金支付,超过最高限额的由个人支付或通过补充医疗保险解决。在"通道式"的统账结合方式下,患者可能会加速支取个人账户以便能够尽早享受统筹基金,其道德风险的表现形式是将自己的医保卡交给非参保人员冒名顶替使用、用卡购买非医保药品以及医保卡变现金卡、医保卡变购物卡等过度消费行为。"板块式"按门诊和住院来划分支付范围,个人账户支付门诊费用,统筹基金支付住院费用,互不挤占。在"板块式"的统账结合方式下,由于住院费用由公共的统筹基金支付,患者可能会小病大养、小病大治、门诊改为住院、冒用医保卡住院等。

2. 医疗服务提供方的道德风险问题

定点医疗服务机构作为被保险人和保险人双方共同的代理人,处于信息和技术优势地位,掌握着医疗服务过程的主动权。一方面,医疗机构或医生为了减少医疗事故发生的风险,最大限度避免自身利益损失,往往要求参保患者做高、精、尖医疗设备的检查,在诊治过程中存在重复检查、过度医疗等道德风险行为。另一方面,医疗服务提供方因为其提供服务越多,收益就会越大,在利益驱动下供方往往倾向于提供过多的或昂贵的医疗服务。为了减少供方的道德风险,一般是采取保险机构对供方不同的费用偿付方式来影响各方行为。

医疗保险的具体结算支付方式由于各地的实际情况不同,在医保机构的管理能力和定点医院的类别上有较大差异,采取了多种不同方式,有总额预付方式、服务项目结算、服务单元结算方式等。在总额预付方式下，保险机构根据年度预算总额对医院进行支付，医院从医保机构获得的收入既定，超支自负，结余留用，医疗机构提供医疗服务的积极性和主动性会降低，倾向于减少医疗服务数量、降低服务质量或者让患者提前出院来降低参保人享受的待遇。服务项目结算按照实际发生的医疗服务项目的内容和数量报销医疗费用，属于传统的后付制，没有预先的控制机制对医疗行为进行约束，容易出现过度医疗、违反标准收费，如使用新特进口药、开大处方、超标收费、超量用药等行为。服务单元结算方式分为以人次或住院床日为单元和以病种为单元两种方式，在前一种方式下，医疗机构可能会通过分解门诊、分解住院的方式增加收入，或减少服务提供、降低服务质量来节约成本；在后一种方式下，医生可能会将低级别的疾病划分到高级别，诱导病人动手术和住院以获取额外医疗保险金支付。

二、道德风险对医疗保险运行的影响

1. 导致医疗保险费用过度膨胀，影响医保功能的有效发挥

如果社会医疗保险中的道德风险缺乏有效的制度约束，经常会出现患方对医疗服务的过度利用和医方对医疗服务的过度供给，其结果必然导致医疗费用的不合理增长甚至失控，抑制了整个社会对医疗保险的需求和供给，使医疗保险很难起到社会互助共济和风险分担的作用。

2. 加大了管理成本，降低了医保基金的运行效率

社会医疗保险要实现社会公平公正的目的，非营利性的特点使其难以做到严格的成本收益核算，由于我国的社会医疗保险公司和公立医院都是由政府投资经营，并非真正意义上的市场主体，治理机制的不健全使得第三方购买者的监督功能得不到有效发挥，较高的管理及运作成本也降低了医保基金的运行效率。一方面，目前医疗保障的状况是低水平的，保险范围过窄，许多疾病、药品没有纳入医疗保险诊疗和药品目录范围，医疗保险待遇和报销比例偏低；另一方面，整个社会对医疗保健的总体需求急剧膨胀，医疗资源特别是优质医疗资源的供给相对严重不足。

3. 恶化了医患关系，降低了社会诚信水平

道德风险的存在使得医患之间的信任和相互依存关系受到严重破坏，相反两方都将对方视为实现自身利益最大化的作用对象，治病救人反而退居次要地位。道德风险恶化了医患关系，甚至造成医患双方关系的紧张和对立，这种不信任对整个社会而言就形成了信任危机，增加了人际交往与社会运作的总成本，不利于和谐社会的构建。

三、医疗保险运行中道德风险的博弈分析

1. 基于医疗服务需方道德风险的博弈分析

首先假设作为委托人的社会医疗保障机构是风险中性的，不以营利为目的，为实现医疗保险的共济性目标与社会公平，其目的是寻求所有患者医疗消费福利的最大化或社会福利损失的最小化。作为代理人的患者是风险厌恶的，假设就医患者可以对是否尽量避免道德风险或努力减少不必要的医疗服务来进行选择，患者的类型有两种，用 $e=\{\underline{e},\bar{e}\}$ 表示，其中，$\underline{e}$ 表示患者一点不做减少不必要医疗消费的努力；$\bar{e}$ 表示患者努力减少不必要的医疗消费，为此他可能会付出 $d=d(e)$ 的代价。因为他有可能因减少医疗服务而带来疾病治疗上的损失，以及减少了从社保机构处获得的第三者支付等。

医保机构无法观测到患者的行为 e，即是否努力避免道德风险，而只能观察到结果 c，即患者的最终医疗消费情况。假设最终医疗消费量 c 只有两个值 $\{\underline{c},\bar{c}\}$，其中，$\underline{c}$ 表示同一疾病治疗中医疗消费量小的治疗方式，$\bar{c}$ 表示医疗消费量大的治疗方式，且 $\Delta c=\bar{c}-\underline{c}>0$。用 $Q(c)$ 来表示医疗消费量为 c 时的总费用，患者行为选择对医疗消费量的影响表现为：如果 $e=\underline{e}$，则消费量为 $\underline{c}$ 的概率为 P_0，消费量为 $\bar{c}$ 的概率为 $1-P_0$；如果 $e=\bar{e}$，则消费量为 $\underline{c}$ 的概率为 P_1，消费量为 $\bar{c}$ 的概率为 $1-P_1$，$\Delta P=P_1-P_0>0$，也就是说，如果患者选择努力就可以减少道德风险产生的概率，减少不必要的医疗消费量。

患者在整个就医过程中需要自负一部分医疗费用，设患者的自负率为 k，且 k 取两个值 $\{\underline{k},\bar{k}\}$。为了能让患者主动选择努力减少不必要的医疗消费量，

医保机构设立的激励方案就是 $\{(\underline{c},\underline{k}),(\bar{c},\bar{k})\}$。当患者的医疗消费量为 $\underline{c}$ 时，患者的自负率将为 $\underline{k}$，此时患者的自负医疗费用为 $\underline{k}Q(\underline{c})$；当患者的医疗消费量为 $\bar{c}$ 时，患者的自负率将为 $\bar{k}$，此时患者的自负医疗费用为 $\bar{k}Q(\bar{c})$。在此引入转移支付 t，t 表示由于患者减少不必要的医疗消费而相应减少自负费用的损失，t 取四个值 $\{\underline{t},\bar{t}\}$，表示患者在努力程度为低或高两种状况下得到低或高的转移支付。假设任一疾病的最高医疗总费用为 E，则当患者医疗消费量为 c 时，他所获得转移支付为 t，且 $\bar{t}=E-\underline{k}Q(\underline{c})$；同理，$\underline{t}=E-\bar{k}Q(\bar{c})$。因为，$\underline{k}Q(\underline{c})\leqslant\bar{k}Q(\bar{c})$，所以，$\bar{t}\geqslant\underline{t}$。患者的总效用函数为

$$U(\cdot)=u(t)-d(e) \tag{7-30}$$

社会医疗保险机构的期望效用受到患者行为的影响，其最大化得益可以认为等价于患者的平均期望得益，得到：

$$EU(\cdot)=P_0(u(\underline{t})-d(\underline{e})]+(1-P_0)[u(\underline{t})-d(\bar{e})]+P_1[u(\bar{t})-d(\underline{e})]+$$
$$(1-P_1)[u(\bar{t})-d(\bar{e})] \tag{7-31}$$

存在两个参与约束条件，无论高努力程度还是低努力程度的患者，达到均衡时的期望效用不小于 0，即

$$(IR1)\ P_0[(u(\underline{t})-d(\underline{e})]+(1-P_0)[u(\underline{t})-d(\bar{e})]\geqslant0 \tag{7-32}$$

$$(IR2)\ P_1[u(\bar{t})-d(\underline{e})]+(1-P_1)[u(\bar{t})-d(\bar{e})]\geqslant0 \tag{7-33}$$

还存在两个激励约束条件，没有任何一种类型的患者会假装自己是另一种类型的患者，即

$$(IC1)\ P_0[u(\underline{t})-d(\underline{e})]\geqslant P_1[u(\bar{t})-d(\underline{e})] \tag{7-34}$$

$$(IC2)\ (1-P_1)[u(\bar{t})-d(\bar{e})]\geqslant(1-P_0)[u(\underline{t})-d(\bar{e})] \tag{7-35}$$

为了简单起见，可以建立如下两类患者无差异曲线几何图形（见图 7-3）。

假设低努力程度和高努力程度患者的无差异曲线交于 E 点，在 A 点以下，患者身体比较健康，对医疗服务的需求较少，患者有意愿增加医疗服务利用，如将医保卡借给他人使用，来获得超额的医疗服务需求。在 E 点以上，患者需要利用较多的医疗服务，来提升自身的效用水平。由于此时的医疗费用报销进入统筹基金段，在医疗费用非常高昂的情况下，患者有过度消费不必要医疗服务的倾向，例如与医疗服务供方合谋，通过过多的检查、大量高价药品等方式，

来实现过度或虚假的消费。此时，医保管理部门通过提高自付率，加大对患者的转移支付，无论高努力程度患者和低努力程度患者，只有在 E 点时，才能实现最优效用水平。因此，(A, E) 成为唯一合理的均衡点，在 (A, E) 之间，低努力水平的患者选择较低的转移支付，高努力程度的患者选择较高的转移支付，转移支付量的大小成为传递努力程度的信号，即委托人根据个人账户余额的多少判断代理人的努力程度。

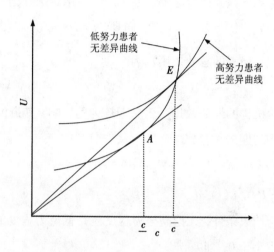

图7-3　两类患者无差异曲线图

2. 基于医疗服务供方道德风险的博弈分析

医保机构代表全体公民（包括患者）要求作为代理人的医院提供质优价廉的医疗服务，控制医疗费用的浪费，委托人提供一组契约，代理人选择是否接受契约，若接受，代理人选择行动 $\alpha \in \{H, L\}$，H 为高努力程度，L 为低努力程度。假设高努力带来收益可能是高的（q_2），也可能是低的（q_1），概率分别是 p 和 $1-p$，而在低努力程度时，收益水平一定是低的。假设分布是共同知识，代理人努力工作的负效用分别是 e_H 和 e_L，$e_H > e_L$。代理人的行动不可观测，委托人可以以成本 c 进行审核，假设审核一定可以发现代理人的真实努力程度，而若他不检查，则代理人总是发出高努力程度的信号 s，信号 $s \in \{H, L\}$，这个信号是可以验证的。委托人不进行审核时，则根据信号支付，当委托人进行审核时，按代理人的实际努力程度支付。委托人的任务是设计一组契约，对代理人的支付为$\{w_H, w_L\}$，并且确定自己的审核策略。设代理人的保留效用最低为零，最大支付上限为$\overline{w}$。该信号博弈的扩展表示如图7-4所示。

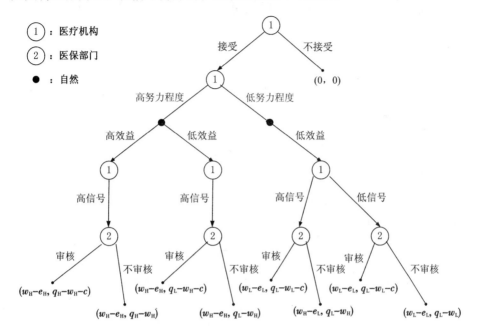

图7-4　医疗机构与医保部门信号传递博弈

因为高努力程度的代理人总是发出高努力的信号，而低努力程度的代理人会随机地选择信号，该信号博弈的精炼贝叶斯均衡为准分离均衡。设λ表示代理人选择高努力的概率，$v(H|q_2)$（或$v(H|q_1)$）表示委托人观察到高收益（或低收益）时认为代理人选择高努力的概率估计；u_2（或u_1）表示委托人观察到高收益（或低收益）时选择审核的概率。

当委托人观测到高收益时，显然可以相信代理人选择了高努力$v(H|q_2)=1$，此时他审核的支付比不审核的支付要多出一个审核费用c的支出，因此其最优策略是不审核（$u_2=0$）。而当低收益出现时，均衡时委托人在两种选择间是无差异的，因此有

$$v(H \mid q_1)w_H + (1 - v(H \mid q_1))w_L + c = w_B \qquad (7{-}36)$$

代理人知道委托人的这一策略后会选择自己相应的努力水平，设代理人努力工作的概率λ满足贝叶斯规则，则

$$v(H \mid q_1) = \frac{\lambda(1-p)}{\lambda(1-p) + (1-\lambda)} \tag{7-37}$$

利用式(7-36)、式(7-37)两式，得出

$$v(H \mid q_1) = \frac{w_H - w_L - c}{w_H - w_L} = 1 - \frac{c}{\Delta w} \tag{7-38}$$

$$\lambda = \frac{\Delta w - c}{\Delta w - pc} \tag{7-39}$$

令 $\Delta w = w_H - w_L$，$\Delta e = e_H - e_L$。

代理人选择高努力程度时得到的期望效用为 $w_H - e_H$，选择低努力程度时的期望效用为：$u_1 w_L + (1-u_1) w_H - e_L$。

委托人的审核策略 u_1 应使得代理人在高努力程度和低努力程度之间的期望收益是无差别的。

$$u_1 w_L + (1-u_1) w_H - e_L = w_H - e_H \tag{7-40}$$

因此，$u_1 = \dfrac{\Delta e}{\Delta w}$。

代理人努力工作的概率随委托人支付之差的增大而增大，随审核成本的减小而增大，且随自身高努力程度时高收益的概率 p 的增大而增大；而委托人在低收益时的审核概率随支付之差的增大而减小，随努力程度成本之差的增大而增大，即当两种状态下的支付差别越大，代理人越有积极性去努力工作（高支付产生的诱惑越大），而代理人越有积极性去努力工作，委托人审核的概率就会越小。

四、医疗保险运行中道德风险的控制

道德风险源于信息不对称条件下代理人的自利性与机会主义倾向，道德风险是不能杜绝的，医疗保险领域信息不对称程度较高，委托代理关系较为复杂，医疗服务市场的专业化程度高、需求弹性小，导致道德风险容易发生。道德风险的防范需要根据医疗保险领域所涉及的各利益方的特点，约束其机会主义行为，同时通过建立恰当的激励约束机制，最大限度地减少道德风险发生的概率。

1. 建立合适的"个人账户"运行机制，促进约束作用的有效发挥

"通道式"模式有激励患者快速使用"个人账户"，迅速跨过自负段进入统

筹基金使用的作用,助长了基金浪费和保险欺诈行为,可采用适当拉长通道的办法,加大自负段的距离,提高进入统筹后的自负比率,强化对需方的制约。"板块式"模式在账户用完后完全是个人自付,其约束作用强于"通道式",应适当提高"个人账户"中个人缴费的相对比例,同时积极推广"板块式"模式。另外扩大个人账户的适用范围,除了用于门诊就医以外,还可考虑用于社区卫生服务、预防保健医疗以及补充医疗保险的购买,扩大现时基本医疗消费,提高人们预防保健的水平。

2. 设计合理的支付方式,保障参保人的健康权益

医疗保险基金风险更多来自医疗服务提供方的道德风险,风险防范和费用控制往往与医疗服务质量是矛盾的,严格控制费用的结算方案会牺牲服务质量,而宽松的方案虽然有利于服务开展但更可能催生违规和欺诈行为。如总额预算最有利于减少医院的保险欺诈,有利于基金安全,但可能降低医疗服务质量;按项目付费最有利于优质服务的提供,但可能会带来难以避免的道德风险与浪费行为。医保机构应根据实际情况将多种模式优化组合,在为参保人提供必需的基本医疗服务的同时,实现对医疗费用的最优控制。

患者往往有追求高成本、高质量的医疗服务的倾向,应根据医疗机构提供服务的数量和质量,按照一定的标准评估后支付费用,同时需要对新技术、新药品的疗效,特别是成本效益进行评估,严格控制使用成本效益差的技术和药品。鼓励供方加强卫生服务成本费用的控制,卫生服务技术效率的提高以及卫生服务质量的改进,促使供方自觉摒弃过于昂贵的治疗方案,杜绝大处方和过度医疗行为。

3. 创造良好的竞争环境,发挥医疗保险机构的职能作用

对定点医疗机构建立全面科学的评估体系,从医保政策执行、费用控制、医疗服务质量和效果等方面对医疗机构做出科学的评价和分类,促使医疗机构自我规范、提高效率,形成优胜劣汰的进出机制,创造医疗机构间良性竞争的环境。应最大限度地发挥医疗保险机构的功能,相对于个体患者来说,医疗保险机构收集信息的成本低,有根据搜集的信息实施奖惩的权利,可以起到制约作用。如医保机构建立定期巡查制度,对大额医疗费用和不正常的药费支出进

行审查，对医患合谋、医患双方共同骗保等道德风险现象加重处罚，如取消医保定点医院资格。同时充分利用社会监督的力量，完善举报奖励、医保信息公示等制度，引入新闻媒体监督作用，形成良好的市场声誉机制，约束道德风险的发生。

第四节　医保定点药店监管问题博弈分析

医保定点药店是医疗保险经办机构按照一定的标准，从社会药店中严格遴选出来，经过确定后获得医保定点资格，为参保人员提供处方外配和非处方药销售服务。定点药店医保政策实施以来，参保人员享受到更加方便快捷的医疗服务和购药途径，满足自身多方位的用药需求，医药行业的市场竞争一定程度上能合理控制、降低药价，保障甚至提高销售药品的质量，减少社会医保费用支出，缓解患者"看病难、看病贵"问题。但随着医疗保险制度逐渐实现居民全覆盖，医保定点药店规模和数量也在快速扩大，医疗保险基金支出随之不断增长，定点药店医保政策暴露出一些矛盾和问题，对政府医疗保险监管部门的监督和治理能力提出了更高的挑战和要求。

一、问题的提出

在药品流通行业的发展和销售市场规模扩大的过程中，一些医保定点药店在运营中为了实现自身利益最大化，将医保目录之外的药品串换成医保药品，记入医保结算报销；有时药店为了获取不当利益，与一些参保人员合谋，违规套刷甚至空刷医保卡；甚至一些定点药店会诱导参保人员购买大量的非药品进行消费，例如生活用品、保健品和化妆品等，套刷医保卡以套取医保资金。医保定点药店违规销售、套取医疗保险资金的行为，损害了广大参保人员的正当权益，侵蚀医保统筹基金且降低了医保基金的使用效率，造成医疗资源的浪费，背离了医疗保险"互助共济、风险共担"的政策目标。为了保障医保基金安全运行和促进药品零售行业的健康发展，对于医保定点药店的违规行为，政府监管部门会采取罚款、暂停甚至解除医保服务协议等处罚措施，消解和防范其道德风险行为，促进药品市场良性正常竞争，维护公共利益和社会福利水平①。

医药卫生行业专业化程度较高，具有信息不对称的特殊属性，医保监管部门在技术、人力和内部资源都较为有限的条件下，无法完全掌握了解医保定点药店的运营状况和市场竞争行为。由于参保人数众多且所购药品的种类数量非常庞大，而监督审核的成本代价高昂，再加上相关的专业知识缺乏，监管部门很难及时发现医保定点药店的违规行为。因此，有的研究者提出应顺应国家宽进严管的市场管理思路，强化事后监管，如郭泰鸿（2015）认为，需要改革现有的医保定点药店审查办法，细化审核标准和制度，放宽市场准入限制，同时严格各种自查和暗查、抽查制度。

为了满足日益膨胀的医保审核和管理需求，一些地方尝试引入第三方管理机构或者组织。如南方某市引入市场力量参与医保控费的探索实践，当地社保部门把基金审核、分析评价等工作委托给第三方服务中心，认为通过市场化社会力量的介入，可以利用其技术和信息优势，降低监管成本，提高服务质量和管理效率。又如东部某市医保监管部门通过积极引导、建立当地医保药店协会的实践探索，提出应推进医保治理模式从单纯部门监管向注重社会协同治理转变，规范行业治理，形成共建共治共享的社会治理格局。

在对医保定点药店的监管过程中存在不同的利益相关主体，如何从博弈论视角下研究监管问题的形成及解决对策，引入第三方管理机构或者组织后对利益主体博弈行为的影响，现有研究文献较少涉及。本书研究分析了医疗保险监管部门与定点药店双方的博弈进程和均衡结果，探讨引入第三方管理机构或者组织后博弈双方行为及其变化，分析监管问题的成因和博弈问题的解决思路，对于提升政府相关部门的监管和治理能力，促进药品销售市场的健康发展，增加患者享有的药品消费福利，具有重要的参考价值和现实意义。

二、政府医疗保险监管部门与医保定点药店的博弈分析

1. 前提假设

依据公共选择理论，政府以及政府官员在社会活动和市场交易过程中，同

---

① 社会福利指公众整体的效用水平。参见舍曼·富兰德、艾伦·古德曼和迈伦·斯坦诺著《卫生经济学（第6版）》第408页。

样也反映出"经济人"的理性特征，政府及其公务人员也有自身的利益目标，其自身利益是一个多目标的复杂函数。在此不考虑政府内部人员的个人利益、小集团利益等，政府本身追求的仅仅是公共利益，监管部门总是希望最大化节约和有效利用医疗保险基金。医保定点药店作为药品提供方具有信息优势，其和参保人员采取的各类违规投机行为，导致了医疗保险费用的不合理增长。定点药店会利用与医疗保险监管部门之间的信息不对称，获得不当利益并逃避监管和处罚。由于参保人员的药品专业化信息相对匮乏，处于信息劣势和被动地位，在定点药店和监管部门的博弈过程中影响作用较小，其自身得益在博弈分析时可以忽略。

选取医保定点药店和医疗保险监管部门为参与人，它们的效用依赖于其自身的策略和选择行动，假设双方都是理性的"经济人"，追求自身收益的最大化。定点药店具有投机性特征，其是否选择违规销售，取决于其行为所获得的利益和违规行为被查处后所受到的处罚两者之间的权衡；政府医疗保险监管部门对定点药店进行监督管理，以建立健全规范有序的医药市场，保障医保政策实施后的社会整体福利不受损害，但整个监管过程需要付出相应的成本和代价，因此，监管部门也需要在成本与获得的收益之间做出权衡，选择最优决策，在此不考虑定点药店对政府医疗保险管理有关部门开展的贿赂和公关活动，也不考虑政府部门的不当寻租行为。

2. 博弈模型构建

医保定点药店策略选择有违规销售与合法销售两种情况，假设定点药店通过违规销售带来的额外收入为 $A(A>0)$，但其违规行为一旦被发现，要接受处罚并缴纳罚金 $B(B>0)$，则医保定点药店违规销售能够获得的最终收入为 $A-B$；若定点药店合法销售，则不存在额外收入，其收入为 0。医疗保险监管部门对医保定点药店是否存在违规行为进行监督检查，有严格监管与消极监管两种策略。假设监管机构只要进行积极严格监管就能查出定点药店的违规行为，但需要支付的成本为 $C(C>0)$，若医保定点药店存在违规行为，监管机构在进行检查时，对定点药店进行处罚的罚金会转化为政府的收益，故监管部门最终净收益是 $B-C$；假设政府医疗保险监管机构选择消极监管，将不能查出定点药店的违规行为,收益为0,但社会整体的福利会受到损害,损失数额为-D(D>0),损失的公共利益由政府承担,则监管部门最终收益为-D。假设医保定点药店两种策略(合法销售和违规销售)分别用K和L表示,政府医疗保险监管部门两种策略(严格监管和消极监管)分别用M和N表示,根据博弈论的相关原理,可以得到医疗保险监管部门与医保定点药店的博弈矩阵,如表7-2所示。

表7-2　　　　政府医疗保险监管部门与医保定点药店的博弈矩阵

定点药店	监管部门	
	严格监管(M)	消极监管(N)
合法销售(K)	0, -C	0, 0
违规销售(L)	A-B, B-C	A, -D

3. 均衡结果求解

对表7-2的博弈矩阵求解,均衡结果分为纯策略纳什均衡和混合策略纳什均衡两种情况。

(1)纯策略纳什均衡

当A-B>0和B-C>-D时,此时纯策略纳什均衡结果为(L,M)。如果医保定点药店违规销售所获得的额外收入大于被处罚缴纳的罚金时,其最优策略为违规销售,政府监管部门在预期到定点药店的行为后,只要积极监管,所获得的净收益大于社会净收益,或者消极监管所带来社会福利的损失较大时,其最优策略是积极监管。

当A-B>0和B-C≤-D时,纳什均衡结果为(L,N)。如果医保定点药店最优策略是违规销售,政府监管部门在预期到定点药店的行为后,其积极严格监管付出的成本和代价很高,大于所获得的罚金收入,净收益小于社会净收益,而且消极监管所带来社会福利的损失较小,则其最优策略是消极监管。

(2)混合策略纳什均衡

当A-B≤0,即医保定点药店违规销售所获得的额外收入小于或者等于违规被处罚的罚金,其行为选择不确定,如果政府医疗保险监管部门进行严格监管时其选择合法销售,反之则选择违规销售。此时对博弈模型求解就不再是纯策略纳什均衡，而是混合策略纳什均衡。

设医保定点药店违规销售的概率为 $P(K)$，合法销售的概率为 $P(L)$，$P(K)+P(L)=1$；政府监管部门严格监管的概率为 $Q(M)$，消极监管的概率为 $Q(N)$，$Q(M)+Q(N)=1$。根据混合策略纳什均衡的求解方法，当医保定点药店选择合法销售或者违规销售时，不希望对方利用自身的选择占据博弈优势地位，则自身的概率选择必须使对方选择严格监管与消极监管的期望收益相等，政府监管部门期望收益为：

$$EY=(-C)\times P(K)+(B-C)\times P(L)=0\times P(K)+(-D)+P(L) \quad (7\text{-}41)$$

计算得出：

$$\left. \begin{array}{l} EY=-\dfrac{CD}{B+D} \\[3mm] P(K)=1-\dfrac{C}{B+D} \\[3mm] P(L)=\dfrac{C}{B+D} \end{array} \right\} \quad (7\text{-}42)$$

由混合策略纳什均衡结果，政府监管方期望收益与罚金收入正向相关，与付出的监管成本负向相关。定点药店违规销售的概率随着监管成本增加而上升，随着罚金收入和社会福利损失数量的增加而降低。

同理，当政府医疗保险监管部门选择积极监管或者消极监管时，不希望对方利用自身的选择占据博弈优势地位，则自身的概率选择必须使对方选择合法销售与违规销售的期望收益相等，定点零售药店期望收益为：

$$EX=(A-B)\times Q(M)+A\times Q(N)=0\times Q(M)+0\times Q(N) \quad (7\text{-}43)$$

计算得出：

$$\left. \begin{array}{l} EX=0 \\[3mm] Q(M)=\dfrac{A}{B} \\[3mm] Q(N)=1-\dfrac{A}{B} \end{array} \right\} \quad (7\text{-}44)$$

在混合策略纳什均衡时，定点药店期望收益为零。政府医疗保险监管部门严格监管的概率随着定点药店违规销售获得额外收入的增加而上升，随着违规销售缴纳的罚金数量增加而降低。

综上可以得出该博弈矩阵混合策略纳什均衡结果,即政府医疗保险监管部门以 $Q(M)=\dfrac{A}{B}$ 的概率选择严格监管,医保定点药店以 $P(K)=1-\dfrac{C}{B+D}$ 的概率选择合法销售。

三、引入第三方管理机构或组织后博弈模型构建与分析

因为监管部门监督的成本很高,而定点药店的违规行为又会带来巨大的公共利益损失,有必要引入第三方管理机构或者组织,降低监管成本,协调各方利益冲突,减少社会福利损失,有助于在博弈双方之间达成一个激励相容的约束协议,改善博弈方的得益水平。政府对第三方管理机构或者组织的支付可以采用节约的监管成本,或者使用公共财政收入,在此忽略而没有计入博弈方得益。引入第三方管理机构或者组织后,假设监管成本减少数额为 ΔC,降低定点药店违规销售带来社会福利的损失数额为 ΔD,建立如表 7-3 所示的博弈矩阵。

表 7-3   引入第三方管理机构或组织后政府监管部门与定点药店的博弈矩阵

定点药店	监管部门	
	严格监管(M)	消极监管(N)
合法销售(K)	$0, -(C-\Delta C)$	$0, 0$
违规销售(L)	$A-B, B-(C-\Delta C)$	$A, -(D-\Delta D)$

如果第三方管理机构或者组织建议监管部门采取严格监管或者消极监管措施,监管机构在做出其决策行为前,对医保定点药店的行为选择发生概率进行估计,利用条件概率公式,假设监管部门和定点药店的行为相互独立,则在严格监管下定点药店合法销售的概率为:

$$P(K|M)=\frac{P(K\cap M)}{P(M)}=P(K)=1-\frac{C}{B+D} \tag{7-45}$$

在消极监管下定点药店合法销售的概率为:

$$P(K|N)=\frac{P(K\cap N)}{P(N)}=P(K)=1-\frac{C}{B+D} \tag{7-46}$$

在严格监管下定点药店违规销售的概率为:

$$P(L \mid M) = \frac{P(L \cap M)}{P(M)} = P(L) = \frac{C}{B+D} \tag{7-47}$$

在消极监管下定点药店违规销售的概率为：

$$P(L \mid N) = \frac{P(L \cap N)}{P(N)} = P(L) = \frac{C}{B+D} \tag{7-48}$$

监管部门采取严格监管的期望收益为：

$$\begin{aligned}
EY_M &= P(K \mid M) \times [-(C-\Delta C)] + P(L \mid M) \times [B-(C-\Delta C)] \\
&= \left(1 - \frac{C}{B+D}\right) \times [-(C-\Delta C)] + \frac{C}{B+D} \times [B-(C-\Delta C)] \\
&= -C + \Delta C + \frac{BC}{B+D} \\
&= -\frac{CD}{B+D} + \Delta C \tag{7-49}
\end{aligned}$$

监管部门采取消极监管的期望收益为：

$$\begin{aligned}
EY_N &= P(K \mid N) \times 0 + P(L \mid N) \times [-(D-\Delta D)] \\
&= \frac{C}{B+D} \times (-(D-\Delta D)) \\
&= -\frac{CD}{B+D} + \frac{C}{B+D} \Delta D \tag{7-50}
\end{aligned}$$

如果 $EY_M > EY_N$，即 $\Delta C > \frac{C}{B+D} \Delta D$，则监管部门选择严格监管，否则将选择消极监管。如果引入第三方管理机构或者组织后监管成本减少的数额较大，而对于社会福利损失所节约的数量相对不多，则监管部门倾向于严格监管；反之，消极监管的可能性较大。

引入第三方管理机构或者组织后医保监管部门的行为发生改变，监管部门无论选择严格监管还是选择消极监管，都希望定点药店合法经营，会通过第三方管理机构或者组织传递监管方信息。医保定点药店在做出其行为选择前，也会根据接受的信息，对医保监管部门的行为选择发生概率进行预测和估计，假设能预期到政府严格监管的概率为 $R(M)$，消极监管的概率为 $R(N)$，且 $R(M) + R(N) = 1$。医保定点药店观测不到政府医保监管部门的行为选择，但是可以预期到其所选择行为的发生概率，定点药店拥有信息优势地位，据此可以构建完全且不完美信息动态博弈模型，如图 7-5 所示。

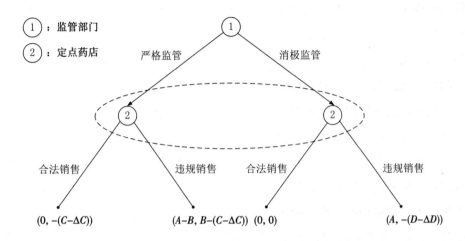

图 7-5 监管部门与定点药店完全且不完美信息动态博弈模型

医保定点药店合法销售的期望收益为：

$$EX_K = R(M) \times 0 + R(N) \times 0 = 0 \tag{7-51}$$

医保定点药店违规销售的期望收益为：

$$
\begin{aligned}
EX_L &= R(M) \times (A-B) + R(N) \times A \\
&= R(M) \times (A-B) + [1 - R(M)] \times A \\
&= A - R(M)B
\end{aligned}
\tag{7-52}
$$

如果 $EX_K > EX_L$，$R(M)B - A > 0$，则定点药店选择合法销售，否则将选择违规销售。如果被监管方预期到监管部门严格监管的概率较高，且违规销售的罚金数额较大而违规收入又较低，则定点药店倾向于合法销售，反之，违规销售的可能性较大。监管部门为了促使定点药店合法销售，需要向对方传递自身严格监管的信息，并使定点药店能够确信其严格监管的可能性较高。

四、讨论与结论

由博弈矩阵的纯策略纳什均衡结果，只要违规销售的收益额高于缴纳的罚金，医保定点药店就会有违规销售的动机。此时监管部门面临着两难的选择，如果严格监管，需要付出较高的代价和成本；如果消极监管，又会带来巨大公共利益和社会福利的损失，因此，该纯策略均衡为低效率均衡。

在混合策略纳什均衡时，缴纳的罚金数额超过了违规销售的收入，但是监管的高成本降低了政府的期望收益，增加了医保定点药店违规销售的可能性。缴纳罚金数额的高低会影响政府是否严格监管的策略选择，也改变了政府的期望收益。医保定点药店违规销售的额外收入不改变博弈双方的得益，但额外收入的增加会加大政府严格监管的概率。

引入第三方管理机构或者组织后，监管部门同样需要在监管成本减少的数额和社会福利损失节约的数量之间进行权衡，如果监管成本大幅度减少则倾向于严格监管；反之如果能极大降低社会福利的损失，节约医保基金的支出，则倾向于消极监管。医保监管部门为了促使医保定点药店合法销售，还需要借助于第三方管理机构或者组织的作用，加强彼此间的沟通与协调，传递自身严格监管的信息，并保障信息的真实度和可信度。

五、政策建议

在对医保定点药店监督管理过程当中，政府监管部门需要协调各个相关方的利益关系，在保护社会整体福利不受损害的同时，调动利益相关各方的积极性，进一步完善全社会共建共治共享的治理格局。

1. 引导医保定点药店合法合规经营，以规范优质的服务获得合理收益

以构建规范有序的药品市场竞争环境为目标，政府监管部门需要制定科学细致的医保定点资格申请审核标准，提高准入门槛和要求，完善考核评分细则，促使定点药店加强行业自律，避免低水平恶性竞争。监管部门应支持或者要求药店配备药师和执业药师等药学专业技术人员，加强对药店执业药师的培训和监督管理，提高其管理水平和服务质量，使其以规范良好和专业化的服务赢得患者信任，定点药店如果能通过合法合规经营获得较高收益，将减少违规销售的动机。医药监管部门可以创造条件，允许医保定点药店作为成员单位，参加省级药品集中采购或者区域药品采购联盟，扩大药品采购品种和数量，降低定点药店经营成本，使其获得正常合理利润。

2. 保障医保患者的合理利益诉求，减少其违规交易行为

医保购药患者通过与定点药店之间的市场交易行为，追求自身效用的最优

化，期望享有更高的医药福利水平。但是两者之间的违规交易行为，会损害公共利益和社会福利，如果损害程度较小，例如将一些非医保药品串换成医保药品，目的仅仅是满足患者自身用药需求，政府监管部门倾向于宽松监管，如果损害程度较大，尽管付出较高的成本和代价，监管部门也会倾向于严格监管。政府一方面在相关法律法规方面加强对居民的宣传教育工作，规范参保人员使用医保卡的行为；另一方面照顾医保患者的合理利益诉求，在政府财力和医保基金承受能力允许的前提下，将更多患者急需、疗效显著且用量大的药品纳入医保目录，增加患者享有的医药福利，减少其违规交易行为。

3. 维护社会公共利益，使各方能够分享社会福利增加所带来的好处

医保基金监管部门引入第三方管理机构或者组织后，整合利用市场和社会资源，促进医保基金监管的专业化、精细化和智能化，在有效降低监管成本的同时，应以维护公共利益为导向，减少社会福利的损失，使各方能分享社会福利增加所带来的好处。第三方社会化专业服务中心的介入，通过检测医保患者在定点药店购药消费行为，分析医保基金的支出使用情况，能够快速、准确地判断出定点药店不规范行为和不合理的医保费用支出，帮助管理者发现问题，节约监管成本，提高基金审核效率，改善基金使用效果，提升社会整体福利。第三方服务中心在开展医保智能审核服务的同时，还可以为医保定点药店提供工具和手段，辅助其提升管理水平，为患者提供高质量的用药服务。为了维护参保用药患者的健康权利，还可以发挥大数据的作用，保障患者科学合理用药，为居民提供多方位的健康管理服务。

4. 积极发挥第三方管理机构或组织作用，优化完善共建共治共享治理格局

积极发挥第三方管理机构或者组织的作用，加强与专业化的社会服务中心合作，支持成立区域性的药品销售行业协会，在监管部门和医保定点药店、购药患者之间，建立有效的沟通交流平台和协调机制。引导相关利益主体参与医保基金支出的管理，经过协商一致后认同各自的合理利益诉求，将大大减少医保监管政策执行中的阻力和障碍，提高政府的公信力和执行力，打造责任政府、法治政府和服务型政府，优化完善共建共治共享的治理格局。探索实行将行政

管理与社会管理有效融合的社会治理模式，比如通过聘请一些定点药店义务监督员、设立"举报电话"等形式，发挥社会各方力量作用，传递政府严格监管的信息，促使定点药店合法合规经营。

参考文献

[1] 陈振明.公共政策分析导论[M].北京:中国人民大学出版社,2015.

[2] 陈庆云.公共政策分析[M].2版.北京:北京大学出版社,2011.

[3] 方鹏骞.医学社会科学研究方法[M].北京:人民卫生出版社,2010.

[4] 郝模.卫生政策学[M].2版.北京:人民卫生出版社,2013.

[5] 戴维·韦默,艾丹·瓦伊宁.公共政策分析:理论与实践[M].4版.刘伟,译.北京:中国人民大学出版社,2013.

[6] 李鲁,吴群红.社会医学[M].4版.北京:人民卫生出版社,2012.

[7] 卢祖洵.社会医学[M].北京:科学出版社,2003.

[8] 丘祥兴,孙福川,王明旭.医学伦理学[M].3版.北京:人民卫生出版社,2008.

[9] 谢识予.经济博弈论[M].4版.上海:复旦大学出版社,2017.

[10] 王文举.经济博弈论基础[M].北京:高等教育出版社,2018.

[11] 舍曼·富兰德,艾伦·古德曼,迈伦·斯坦诺.卫生经济学[M].6版.王健,李顺平,孟庆跃,译.北京:中国人民大学出版社,2018.

[12] 王大平,孔昭昆,王苏生.中国医改的政策选择:基于激励机制设计理论的视角[M].北京:清华大学出版社,2015.

[13] 陈航.医疗供给侧改革:分级诊疗的合作模式选择研究[M].北京:化学工业出版社,2017.

[14] 朱顺泉.经济博弈论及其应用[M].北京:清华大学出版社,2013.

[15] 田文华,刘保海.卫生经济分析[M].上海:复旦大学出版社,2008.

[16] 郎艳怀.博弈论及其应用[M].上海:上海财经大学出版社,2015.

[17] 张维迎.博弈论与信息经济学[M].上海:上海三联书店,1996.

[18] 李宪法.调整药品集中招标采购"海南模式"复出[J].医院领导决策参

考,2008(13):23-25.

[19] 戴斌,黄帆.2018年我国药品集中采购现状及未来发展[J].中国招标,2018(19):27-29.

[20] 黎东生,白雪珊.带量采购降低药品价格的一般机理及"4+7招采模式"分析[J].卫生经济研究,2019,36(8):10-12.

[21] 李晓斌.药品集中采购政策实施相关方博弈的难题与对策[J].中华医院管理杂志,2016,32(7):518-521.

[22] 刘志勇.药品集中采购:理顺利益机制是最大难题[N].健康报,2015-09-08(5).

[23] 刘志勇.药价改革:"挤水分"是主旋律[N].健康报,2015-06-12(1).

[24] 康宇."好用不贵"的药去哪儿了[N].健康报,2015-02-27(2).

[25] 冯立中.带量采购遭既得利益集团抵制[J].中国卫生,2015(5):93.

[26] 傅鸿鹏.这样的二次议价为什么不提倡[J].中国卫生,2015(10):60-62.

[27] 傅鸿鹏,陈晓云,张欣,等.药品集中采购的关键问题和对策分析[J].卫生经济研究,2015(9):7-9.

[28] 丁锦希,龚婷,李伟.我国药品集中招标采购制度控费效应的实证研究[J].中国卫生经济,2015,34(10):68-71.

[29] 胡伟,杨悦.带量药品集中采购模式推广问题与对策研究[J].中国执业药师,2014(11):35-39.

[30] 敬志刚,陈永法,叶正良.基本药物带量采购分析[J].中国执业药师,2013,10(7):11-15.

[31] 乔尔·沃森.策略:博弈论导论[M].上海:格致出版社,2010.

[32] 肯·宾默尔.博弈论教程[M].上海:格致出版社,2010.

[33] 国家发改委经济研究所课题组.中国医药产业发展及产业政策现状、问题与政策建议[J].经济研究参考,2014(32):39-58.

[34] 王增鑫,尹畅,刘西国,等.药品集中采购制度下药价虚高的成因与制约[J].中国卫生经济,2014,33(4):72-74.

[35] 国家发改委经济研究所课题组.中国药品生产流通的体制现状及存在的主要问题[J].经济研究参考,2014(31):3-27.

［36］ 国家发改委经济研究所课题组.完善中国药品器械招标采购的思路与对策［J］.经济研究参考,2014(32):58-77.

［37］ 孙越,游茂,郭琳琳,等.我国药品集中采购存在的问题及解决策略［J］.卫生经济研究,2013(2):28-29.

［38］ 刘西国,王健.以系统论视角解析药品集中采购困境［J］.中国卫生经济,2012,31(6):20-22.

［39］ 吴嘉怡,余伯阳.我国全民医保下的药品价格谈判机制研究［J］.中国医药导报,2013,10(33):158-162.

［40］ 邢洁,郭继志,刘同芗.科学构建医疗保险谈判机制［J］.中国保险,2012(11):13-15.

［41］ 周尚成.我国社会医疗保险谈判机制研究［D］.武汉:华中科技大学,2011.

［42］ 苏伟,苏航,杨磊,等.医保药品和医疗服务价格谈判机制探析［J］.中国医疗保险,2015(6):30-33.

［43］ 胡丹.发挥高值耗材团购优势　缓解"看病贵"难题［J］.中国医疗保险,2015(4):40-42.

［44］ 杨玉婷,赵蓉,项耀钧.上海医保总额预付制对医院服务效率和费用的影响研究［J］.中华医院管理杂志,2015,31(4):271-274.

［45］ 秦喆.辽宁省医保付费总额控制的初步实践［J］.中国医疗保险,2013(7):46-48.

［46］ 冯英.药品集中带量采购:谁赢谁输?［J］.中国卫生,2015(5):36-37.

［47］ 陈迎春,常静胼,李浩淼,等.三明市以医保为支点推进"三医"联动模式探讨［J］.中华医院管理杂志,2017,33(4):259-262.

［48］ 阿维纳什·迪克西特,苏珊·斯克丝,戴维·赖利.策略博弈［M］.3版.北京:中国人民大学出版社,2014.

［49］ 朱恒鹏.医保控费导致医院推诿病人:原因和破解之道［EB/OL］.［2014-06-09］.http://www.cssn.cn/jjx/jjx_gd/201406/t20140609_1203008.shtml.

［50］ 姚中进,姜虹,杜仕林,等.基于委托代理视角的公立医院政府规制俘获与阻滞机制［J］.中华医院管理杂志,2014,30(9):708-711.

［51］ 万祥波,朱夫,杨扬,等.我国大卫生管理体制改革的设想与探讨［J］.中华

医院管理杂志,2015,31(1):5-7.

[52] 严晓玲,饶克勤,胡琳琳,等.我国公立医院医疗服务支付制度改革进展及存在问题探讨[J].中华医院管理杂志,2015,31(2):84-86.

[53] 程晓明.卫生经济学[M].2版.北京:人民卫生出版社,2007.

[54] 黎明,崔璐.社会医疗保险中的道德风险与费用控制[J].北京:人口与经济,2007(4):74-79.

[55] 禹强,王永堂,等.医保患者住院医疗费用及其影响因素分析[J].中国医院管理,2008(3):21-23.

[56] 常文虎,张正华,孟开,等.医疗费用支付方式改革的需求分析[J].中华医院管理杂志,2008(7):447-451.

[57] 李晓斌.医疗保险运行中的道德风险与控制[J].中国卫生事业管理,2009(6):382-383.

[58] 周宇.加强医保定点医疗机构管理的几点思考[J].中华卫生资源,2008(4):191-193.

[59] 张小平.对我国城镇职工基本医疗保险个人账户的再思考[J].中国卫生经济,2008(5):69-70.

[60] 郭泰鸿.医保定点也要宽进严管:基于浙江省七城市药店的情况分析[J].杭州(党政刊),2015(9):26-27.

[61] 马颖颖,申曙光.引入市场力量促进医保科学控费的机制与实现路径研究:基于公司合作(PPP)的视角[J].学术研究,2018(1):91-98.

[62] 张洪岭.临沂市建立医保药店行业自律机制的实践探索[J].中国医疗保险,2019(11):50-52.

[63] 陈晓春,陈文婕.习近平国家治理思想下"三共"社会治理格局:概念框架与运作机制[J].湖南大学学报(社会科学版),2018(5):18-24.

[64] 张思锋.公共经济学[M].北京:中国人民大学出版社,2015.

[65] 雷咸胜.我国医保基金监管现存问题与对策[J].中国卫生经济,2019,38(8):31-33.

[66] 涂冰燕.全面深化改革背景下的社会治理逻辑研究[J].学习论坛,2019(11):92-96.

[67] WIGGINS S N, ROBERT M.Price competition in pharmaceuticals: the case of anti-infectives[J].Economic Inquiry,2004(42):247-262.

[68] HARASNYI J C, SELTEN R. A general theory of equilibrium selection in games[M].Cambridge: MIT Press,1988.

[69] SCHELLING T C.The strategy of conflict[M].Cambridge: Harvard University Press,1960.

[70] NASH J.Equilibrium points in N-person games[J].Proceedings of the National Academy of Sciences,1950(36):48- 49.

[71] NASH J.Non-cooperative games[J].Annals of Mathematics,1951(54):286-295.

[72] SCHELLING T C. Arms and influence [M]. New Haven: Yale University Press,1966.

[73] SCHELLING T C.Micromotives and macrobehavior[M].Cambridge: Harvard University Press,1978.

[74] DIXIT A.On modes of economic governance[J].Econometrica,2003(71): 449- 481.

[75] AUMANN R J.Correlated equilibrium as an extension of Bayesian rationality [J].Econometrica,1987(64):1161-1180.

[76] SPENCE A M.Job Market signaling[J].Quarterly Journal of Economics,1973 (87):355-374.